Cómo liberar las tensiones del cuerpo

y

descifrar los mensajes del dolor

Un análisis detallado del mundo de los médicos osteópatas y de cómo usan sus manos "mágicamente" para curar

Por: Daniel López, D.O.

Índice

Dedicatoria

Este libro está dedicado a mi linda hijita Viviana, a mi esposa Sarah, a mis padres y a todas las demás personas que me han apoyado en mi travesía.

Un agradecimiento muy especial para Stephen Myles Davidson, D.O. Me ofreció más allá de lo esperado sin nunca esperar nada a cambio. Eres un amigo verdadero.

Prefacio

¿Tiene una idea clara de lo que es un osteópata? Quizás piensa que es un huesero o un quiropráctico. ¿En qué son diferentes? ¿Podría serle de ayuda este tipo de medicina?

La medicina osteopática ha existido desde los años 1800. Hasta el día de hoy en los Estados Unidos, que es el lugar de origen de la osteopatía, la mayoría de las personas nunca han escuchado hablar de la medicina manipulativa osteopática ni de los osteópatas.

En el pasado los osteópatas han influido de manera silenciosa en el mundo que nos rodea. Muchos de los estilos de terapia corporal que usan los fisioterapeutas se originan en la osteopatía. Algunas personas famosas, como Richard Nixon y Nelson Rockefeller, fueron pacientes famosos y firmes creyentes en la medicina osteopática. La película El fugitivo se basa en la historia de Sam Sheppard, D.O., un médico osteópata.

A menudo nos parece misteriosa la habilidad de los osteópatas para percibir los problemas de sus pacientes. Parece ser que Sir Arthur Conan Doyle basó el personaje de John Watson, el compañero de Sherlock Holmes, en un osteópata llamado William Smith. Para lo mucho que la osteopatía ha contribuido a darle forma al mundo que nos rodea, la mayoría de la personas ni siquiera conocen de la existencia de esta profesión. Por diversos motivos, los europeos tienen más conciencia que los americanos de la osteopatía y de sus beneficios. Así como yo, muchos otros le deben su salud a la medicina osteopática y creo que ya llegó el momento de que otros se enteren también.

Uno de los propósitos de este libro es presentar maneras alternativas de ver el cuerpo humano. La medicina tradicional tiene problemas con el tratamiento del dolor aunque el dolor es una de las razones más comunes para visitar al médico. Considere hasta qué punto está fuera de control el abuso de medicamentos narcóticos prescritos. He leído informes confiables que su consumo es la tercera causa de mortalidad después de la enfermedad cardíaca y el cáncer.

Da la impresión de que todo el tiempo escuchamos de artistas famosos con problemas por sobredosis de analgésicos, sin embargo este es un problema que va mucho más allá de Hollywood. En este libro examinaremos los mensajes que proyecta el dolor y por qué necesitamos cambiar el enfoque de su tratamiento.

Aun dentro de nuestra profesión no hay un acuerdo sobre la osteopatía. Algunos médicos osteópatas consideran que sus principios son «anticuados»; otros piensan que los principios osteopáticos culpan a los problemas estructurales como la causa de la mayoría de las enfermedades. Este libro es mi exploración de la salud, los principios osteopáticos y la medicina a fin de clarificar qué es la «osteopatía» y lo que puede lograr.

Todos los proveedores de la salud y los fisioterapeutas hacen lo que han sido entrenados para hacer y no es mi intención atacar a ningún médico o profesión. Este libro se basa en las opiniones que he formado a través de observaciones constantes, así como de cuestionamientos personales sobre el cuerpo humano y la manera como responde a la aplicación de los principios osteopáticos. Mis opiniones no representan las opiniones de ninguna otra persona ni organización. Los nombres de los pacientes han sido cambiados para proteger su privacidad.

Introducción

«No podemos resolver los problemas usando el mismo razonamiento que usamos para crearlos». Albert Einstein

De adulto me enseñaron a creer que los medicamentos podían solucionar todos los problemas de la salud. Había una píldora para cada mal común, como el dolor de cabeza, la congestión nasal y el dolor muscular. Este es el punto de vista que aún predomina. Lo más probable es que usted se imagine que la cura para las enfermedades en el futuro tendrá la forma de píldora.

Es limitante este método de buscar respuestas que provengan solamente de laboratorios químicos. Funcionó en el caso de los antibióticos, pero eso no significa que todos los problemas de la salud se puedan, o se deban, solucionar con fármacos. Hemos reducido el cuerpo humano a un recipiente de bioquímicos y buscamos las respuestas para los problemas de la salud sólo a través de modificaciones bioquímicas. Considero que la profesión médica está atascada y sigue buscando las respuestas para los problemas de la salud en píldoras solamente.

Desafortunadamente, la ciencia = que tiene que ver con la experimentación de distintas hipótesis con una mente abierta con el fin de generar respuestas— también puede ser utilizada como un arma para desacreditar puntos de vista alternativos y desterrar la creatividad y la innovación. Todo lo que no se puede respaldar con investigación confiable automáticamente se clasifica como «falso». No se considera la posibilidad de otra verdad.

La presión por obtener pruebas ha ocasionado que las investigaciones sean utilizadas como instrumentos de publicidad más que de búsqueda de la verdad. Lo que se publica en las revistas científicas periódicas no son necesariamente interpretaciones científicas honestas. Muchas personas enteradas han expresado opiniones contrarias a las investigaciones publicadas y han señalado conflictos de intereses.

Por ejemplo, la Dra. Marcia Angell, ex-directora del New England Journal of Medicine, declaró lo siguiente:

«Simplemente ya no se pueden creer muchas de las investigaciones clínicas que se publican ni confiar en el juicio de médicos respetados o de pautas médicas acreditadas. No me complace esta conclusión a la que he llegado de manera lenta y reacia durante dos décadas como directora del The New England Journal of Medicine.»

Cuando ingresé a la facultad de medicina osteopática me embarqué en una travesía para mejorar mi propia salud. Comprendí que si no podía aprender a ayudarme a mí mismo, ¿cómo iba a poder ayudar a otros? Tenía dudas de colocar ciegamente toda mi confianza, mi salud y mi educación en manos de la industria farmacéutica cuyas corporaciones pagan grandes multas anuales debido a actividades ilegales y cuestionables.

Por ejemplo, en el 2012 la compañía GlaxoSmithKline recibió una multa de 3 mil millones de dólares por fraude, falsificación de información de seguridad, y sobornos a médicos y científicos. Este ha sido el pago por fraude más cuantioso en la historia de los EEUU. ¿Siguen en actividad después de cometer estos actos ilegales? Por supuesto. Esto fue simplemente un costo de operación.

Tengo en claro que la salud del público no ha sido prioridad durante décadas. ¿Acaso está la población más saludable como se nos quiere hacer creer? Quizás necesitamos retroceder un paso, hacernos cargo de nuestra salud y preguntarnos si existe otro camino mejor. Yo sí pienso que el público está adquiriendo conciencia y empezando a buscar otro tipo de soluciones.

Un ejemplo de cómo vemos el cuerpo humano actualmente

Imagínese que atamos un cordel invisible al dedo gordo del pie de una persona sin que se dé cuenta. El cordel no está tan apretado que le cause problemas inmediatamente, pero con el tiempo el dedo se le empieza a inflamar y a doler. Cuando el dolor ya le fastidia mucho, decide ir al médico.

El doctor le examina el dedo brevemente y como no puede ver el cordel, le dice: «Tiene un problema de inflamación, pero eso es todo. Necesita tomar un antinflamatorio».

Así que el paciente empieza a tomar un antinflamatorio que le produce una mejora temporal. Pero después de un tiempo el problema empeora y entonces empieza a cojear. Además, le empieza a doler la espalda porque su cuerpo se está adaptando al problema del dedo.

— Lo más probable es que el dolor del pie sea consecuencia de un nervio comprimido en su espalda — le dice el médico.

Así que el medico le ordena rayos-X y una resonancia magnética, y le aconseja que use bastón. Además, le receta analgésicos para el dolor.

Pronto, al paciente le sube la presión y se le acelera el pulso como reacción a los cambios en su cuerpo. El doctor se da cuenta y le receta medicamentos para la presión.

— ¿No tendrá esto algo que ver con mi dedo? — pregunta el paciente.

El doctor le asegura que los dedos no tienen nada que ver con el sistema cardiovascular.

El paciente, ahora cojeando con bastón y tomando varios remedios al día, empieza a tener dificultades para respirar lo cual le causa pánico. Le explica a su médico que está sintiendo ansiedad, cada vez más frustrado por la falta de respuestas. El doctor sugiere un medicamento para la ansiedad.

— ¿No tendrá todo esto algo que ver con mi dedo?— vuelve a preguntar.

El doctor sonríe ante la idea de una posible conexión entre la ansiedad y las estructuras físicas del cuerpo. Le asegura al paciente que esos problemas no tienen ninguna relación.

Luego, el médico envía al paciente a un podiatra para que le trate el dedo del pie. El podiatra le sugiere una inyección de esteroides para la inflamación porque hasta el momento sólo ha estado tomando antinflamatorios «sistémicos» orales.

— Si eso no funciona, le podemos amputar el dedo — le explica el podiatra— . En realidad, ni lo necesita y ya no podemos hacer nada más por usted. Quizás no le va a quedar otra cosa que aprender a vivir con el problema.

La idea de no poder hacer nada más es desalentadora. Sin embargo, nada más se puede hacer con este enfoque convencional; esto no quiere decir que algún otro enfoque también deba fracasar.

Imagínese cuántos problemas y cuánto dolor se hubieran evitado si en algún momento se le hubiera encontrado y sacado el cordel al paciente. Si bien es obvio que este es un ejemplo ficticio, la idea detrás del ejemplo es muy real: en lugar de buscar la causa de la inflamación, la medicina moderna tiende a enmascarar los síntomas que van surgiendo. Es como cubrir la luz de «revisar motor» en su auto para no seguir viéndola. Quizás es posible cambiar nuestro enfoque del cuerpo humano.

Toda historia tiene un comienzo

Desde niño participé en competencias de natación. Cuando tendría de 9 a 10 años de edad, de vez en cuando iba al masajista para aliviar el dolor muscular que sentía. Mientras el profesional me trataba los músculos para desanudarlos, yo prestaba especial atención a la manera como los músculos respondían y me preguntaba por qué algunos llegaban a soltarse mientras que otros ofrecían resistencia. Pensaba que cambiando un poco el tratamiento quizás el músculo pudiera relajarse.

Ya de adulto, observé que mi cuerpo tenía muchas asimetrías y que mis caderas y hombros eran desnivelados. Nada pudo aliviar todos mis dolores y molestias ni arreglar la asimetría. Simplemente supuse que este era el cuerpo que me había tocado en suerte.

Fue al empezar la secundaria que fui por primera vez a un médico osteópata y debo admitir que la experiencia no me impresionó. Recuerdo que me hizo crujir algunas articulaciones y que tuvo dificultad manipulando el trapecio, un músculo del cuello y el hombro.

— Los músculos son estúpidos — me dijo— . Lo único que tenemos que hacer es inyectarles algún tipo de anestético para interrumpir la señal que le envían al cerebro.

Explicándome que el anestético rompería el patrón innecesario de reflejos y relajaría el nudo, me inyectó la medicina en el músculo trapecio y se me adormeció de pronto. Pero una vez que pasó el efecto del anestético, me seguí sintiendo adolorido. Cuando me toqué el músculo, sentí que el nudo seguía ahí, sin cambio alguno.

— Si los músculos son estúpidos — pensé— , entonces este músculo es más listo que este doctor.

Sentí dolores y molestias durante toda mi carrera como nadador, los cuales eran atribuidos al entrenamiento intenso. Sin embargo, esta explicación siempre me pareció extraña. ¿Acaso no estamos diseñados para estar activos como todas las otras especies del planeta? Tenía que haber otra razón.

Terminé yendo a la universidad en Kirksville, Missouri. Sabía que quería estudiar medicina, pero en alguna especialidad que me permitiera usar las manos. Entonces no lo sabía, pero Kirksville es el lugar del nacimiento de la medicina osteopática y el lugar donde empezaría a enterarme de muchos de sus conceptos.

Fue también el lugar donde tuve mi segunda experiencia con la medicina osteopática. Nuevamente no me impresionó y, para colmo, me asustó un poco. Recién más adelante, de alumno en la facultad de medicina osteopática, finalmente comprendí lo que ocurrió.

Recuerdo que estaba echado en el gimnasio con las rodillas dobladas. El médico colocó sus manos en el interior de mis rodillas y me indicó que las presionara con fuerza hacia adentro mientras él las resistía. De pronto, sin ninguna advertencia, me las empujó hacia afuera. Además de asustarme, sonó un crujido fuerte.

A decir verdad, no fue el ruido lo que me asustó tanto como el lugar de donde había salido. El doctor me había hecho crujir la sínfisis del pubis, una articulación encima del pene que yo ni tenía idea existía. Como joven universitario, mi temor inmediato fue algún daño permanente en la zona. No recuerdo más detalles sobre esa experiencia, salvo que tampoco me proporcionó alivio.

Finalmente dejé de nadar en competencias, no porque me desagradara, sino porque sentía que el cuerpo se me caía a pedazos y porque ya era momento de empezar otra etapa de mi vida. Ya que se suponía que el entrenamiento era la causa de todas mis molestias y dolores, pensé que desaparecerían instantáneamente al dejar de entrenar. No desaparecieron. Es más, empeoraron. Constantemente buscaba alivio, al extremo de presionarme las zonas adoloridas de la espalda contra las esquinas de mesas y objetos para tratar de soltar los nudos que sentía.

En el fondo, aún intuía que la medicina osteopática podía ser la clave y que tenía que existir algo que fuera mucho más eficaz que lo que yo había experimentado. Me seguía atrayendo la idea de ser médico y de usar mis manos. Fui aceptado en el Arizona College of Osteopathic Medicine en Glendale, Arizona en el 2003, y es donde empecé mi entrenamiento médico.

Cuando el alumno está listo…

Antes de empezar las clases, salí un día a bailar swing para ir conociendo gente en Arizona. — ¿Ves a ese tipo allá — me preguntó mi pareja de baile— . Es uno de los mejores médicos osteópatas en el país.

Sí, claro, pensé. Seguro que dice eso porque baila swing.

El doctor no dejó de bailar en toda la noche, así que no tuve la oportunidad de presentarme y me olvidé del asunto una vez que empezaron las clases.

Unos cuantos meses después asistí a una conferencia osteopática en Sedona donde volví a ver al médico. Me acerqué a él y le pregunté si le gustaba bailar swing (esperaba que no pensara que lo estaba sacando a bailar) y me presenté, explicándole que era un alumno.

Ese fin de semana escuché algunas conferencias, pero la atracción principal para los alumnos iba a ser un programa en la última noche llamado «La Noche de las Estrellas» en el que los médicos iban a demostrar sus habilidades de manipulación osteopática. Después de haber leído sobre estos conceptos en los libros de texto, nos entusiasmaba saber que por fin íbamos a verlos en acción fuera del aula.

Sin embargo, cuando llegó la noche esperada y nuestro grupo llegó al sitio, nos dimos con que el salón estaba completamente vacío.

— ¿Dónde han estado? — escuchamos una voz a la salida— . Los doctores los estuvieron esperando y se fueron porque no llegó nadie.

Nos molestamos mucho. Resulta que por una falla en la comunicación sobre la hora del programa nos habíamos perdido toda la demostración. Nos sentimos frustrados, pero no había nada que hacer.

Por alguna razón, decidí regresar al salón una vez más. Dio la casualidad que en el camino me crucé con el doctor del día anterior y aceptó darnos una demostración rápida, así que reuní a todos los estudiantes.

No recuerdo el número exacto de alumnos en nuestro grupo esa noche, pero sí recuerdo que el doctor nos trató algún problema a cada uno usando sólo toques muy ligeros. Aunque no podía comprender lo que estaba viendo y sintiendo, los cambios que veíamos parecían ser avanzados y potentes. Me quedé asombrado y supe que esto era lo que yo había estado buscando todo este tiempo.

— ¿Puedo ser su aprendiz? — le pregunté.

Durante mis estudios en la facultad iba a su consultorio para observarlo y aprender, y también para que me atendiera como paciente. Este médico, Stephen Myles Davidson, D.O., se convirtió en mi mentor durante mi estadía en Arizona y hasta el día de hoy.

Cuestionamiento del pensamiento vigente

Los primeros tratamientos que vi realizar al doctor Davidson me obligaron a cuestionar todo lo que pensaba conocer sobre el funcionamiento del cuerpo humano. Los tratamientos eran difíciles de comprender, pero era obvio que el doctor Davidson sabía lo que estaba haciendo y que sus conocimientos de anatomía eran sobresalientes.

En la superficie parecía que el doctor Davidson no hacía nada. Debajo de la superficie, sin embargo, ocurrían cambios potentes. Cuando llegaba un paciente con dolor, el doctor Davidson colocaba sus manos en cualquier parte del cuerpo del paciente para sentir el origen del dolor. Cada paciente salía caminando con una apariencia estructural diferente. ¿Cómo era esto posible?

Llegaría a comprender que la respuesta está en la fascia, un tejido conectivo al que no se le presta mayor atención. Como paciente durante mis tratamientos, sentía cómo se me desanudaba el cuerpo, se me relajaba, y se me iba poniendo más simétrico. Sin necesidad de estirarme, me estaba volviendo más flexible.

A medida que los tratamientos mejoraban mi postura, hasta aumenté una pulgada de altura. Las sensaciones de relajación eran más marcadas que con cualquier tratamiento anterior. De pronto comprendí que no era cuestión de aplicar fuerza en el cuerpo, sino de escuchar lo que el cuerpo comunica.

Lo que mi mentor me enseñó sobre el cuerpo humano

Siempre pregunta, siempre cuestiona

— ¿Te fijas lo arqueadas que están las tibias de este paciente? — me preguntó el doctor Davidson.

Pasé mis dedos a lo largo de las tibias del paciente y asentí, aunque no estaba realmente seguro del significado de lo que estaba sintiendo.

Luego, el doctor movió suavemente una de sus manos a lo largo de la pierna del paciente como si estuviera buscando algo. De pronto, su mano se detuvo en la parte de afuera del muslo. Yo no estaba muy seguro de lo que estaba haciendo.

Esperó un momento y me indicó: «Bien, ahora vuelve a sentir las tibias».

Como la vez anterior, pasé mis dedos a lo largo de las tibias del paciente y, para mi sorpresa, estaban más rectas.

Estaba perplejo por lo que acababa de ver. Recién había yo empezado mi entrenamiento médico, pero siempre había entendido que el hueso es una estructura firme. No era posible cambiar su forma en un instante y, si así fuera, ciertamente se necesitarían fuerza y tiempo. Las preguntas me daban vueltas en la cabeza, pero ni siquiera sabía cómo formularlas. ¿Qué ocurrió? ¿Cómo se puede cambiar la forma de un hueso? ¿Cómo puede cambiarse con movimientos tan ligeros?

Lo que acababa de ver no podía ocurrir, al menos no con mis ideas preconcebidas sobre el cuerpo humano. Ese momento me obligó a cuestionar todo lo que yo conocía sobre el cuerpo humano y su funcionamiento. De pronto comprendí que si iba a ser médico osteópata tendría que cuestionar el status quo del funcionamiento del cuerpo humano. Tendría que mantener una mente abierta a la idea de que todavía queda mucho por explorar en el cuerpo humano. Aun hoy sigo cuestionando mis suposiciones.

Esa fue la primera lección que aprendí de esa experiencia, pero en realidad aprendería muchas lecciones más sobre ese momento único. Necesitaría muchas más experiencias similares para captar el significado de lo ocurrido. Desde esa vez, me he formado el hábito de cuestionar las ideas preconcebidas. A través de la historia, los mentores han jugado un papel crucial inspirando a los médicos osteópatas. Aunque no ha sido mi único mentor, el doctor Davidson ha sido el maestro que más influencia ha tenido para ayudarme a comprender la osteopatía a fondo. Le estoy muy agradecido por todas sus enseñanzas.

Nunca puedes saber lo que puedes hacer si no cambias tu manera de pensar

«No se puede enderezar una curva escoliótica».
«La osteopatía no puede fortalecer los ligamentos flojos».
«No existen pruebas de que los huesos del cráneo se muevan y, en todo caso, no existen pruebas de que moverlos influya en la salud».
«No se pueden sentir los órganos».

Estas son declaraciones que he escuchado y cuestionado durante mi entrenamiento médico. Muchos médicos, algunos de ellos especialistas en manipulación osteopática, me han asegurado: «La osteopatía no puede ayudar al paciente con tal o cuál problema».

Felizmente he aprendido a preguntar y a cuestionar ya que, después de todo, la forma del hueso «no se puede» cambiar.

Recuerdo estar escuchando una conferencia sobre manipulación osteopática durante mi primer año en la facultad. El profesor explicaba que no era posible enderezar una curva escoliótica, una desviación anormal de la columna que todos los médicos sabemos existe.

Pero yo había sentido las columnas vertebrales de muchos pacientes con escoliosis y había presenciado cómo las manos del Dr. Davidson las habían enderezado de manera rápida y aparentemente fácil. La diferencia era que el análisis del doctor Davidson era más detallado, enfocado y avanzado que el de cualquier otro médico que yo jamás había visto. Esta precisión le permitía lograr muchas curas que otros consideraban «imposibles». A menudo logramos curas en su consultorio que muchos argumentarían no son posibles.

Con el tiempo aprendí que aquellos que sostienen que «no se puede hacer» no están necesariamente equivocados, sino que no se están expresando debidamente. En lugar de decir «la osteopatía no puede solucionar ese problema», la frase debería ser «no podemos solucionar ese problema usando los enfoques y la metodología actuales». El problema surge cuando uno piensa que «no se puede», una actitud que bloquea el razonamiento e impide encontrar soluciones novedosas .

Esto no quiere decir que la curva escoliótica se pueda enderezar en un 100% de las veces. Muchos factores y limitaciones obstaculizan lo que podemos lograr, y no conozco a nadie que tenga un récord perfecto con todos sus pacientes.

Siempre indaga a fondo

— Déjame mostrarte en lo que he estado trabajando — me dijo el doctor Davidson.

Colocó sus manos sobre mis ojos y las movió de manera suave y ligera para trazar la tensión no sólo en los ojos, sino en los nervios ópticos y más atrás hasta el cerebro. Es decir, estaba usando mis ojos como objetos para sentir y relajar las tensiones en mi cerebro. Como resultado, pude sentir una sensación de relajación en lo profundo de la cabeza. ¿Es así como debería sentirse un cerebro relajado?

Nunca se me había ocurrido la idea de tratar los ojos, sus nervios y el cerebro. La ventaja de la osteopatía es que puede ser un viaje interminable dentro del cuerpo humano. El doctor Davidson ha estado en la práctica durante más de 30 años y aún sigue explorando, aprendiendo y expandiendo sus conocimientos. Aún mantiene una «mentalidad de principiante» y, como resultado, es una persona sumamente creativa.

Sin embargo, me he encontrado con otros especialistas en manipulación osteopática que siempre repiten la misma rutina con todos sus pacientes y nunca expanden sus análisis o tratamientos. He derivado lecciones valiosas de mis experiencias tratando huesos, escoliosis y ojos. Nuestras limitaciones como médicos son el resultado de nuestros conocimientos restringidos sobre la anatomía y la fisiología. Si mantenemos una mente abierta y estamos dispuestos a explorar más allá de nuestras rutinas habituales, podremos realizar nuevos descubrimientos.

Breve historia de la medicina osteopática

En 1874 Andrew Taylor Still, M.D., DO, fundó la medicina osteopática. Buscaba un «camino mejor» luego de haber perdido a muchos miembros de su familia a causa de la meningitis. En esa época no existían los antibióticos y entre las prácticas médicas más comunes mencionaremos el sangrado casi extremo y los tratamientos con mercurio.

El doctor Still concluyó que la salud óptima requiere el funcionamiento sincronizado de todos los tejidos y las células del cuerpo en un movimiento armonioso. Su razonamiento era que las enfermedades pueden arraigarse en el cuerpo humano cuando ocurren desviaciones fuera de lo normal, por más pequeñas que sean.

De sus investigaciones descubrió las maneras en las que el cuerpo opera como unidad funcional. Empleando este enfoque, se dedicaría a buscar la salud empleando sus manos para restaurar las desviaciones anatómicas a la normalidad. El doctor Still empleó este estilo de medicina para tratar muchas enfermedades infecciosas, incluidas la meningitis, la disentería, la tos ferina, la influenza,el sarampión, las paperas y la rubeola.

Según su opinión, el cuerpo humano contiene los recursos necesarios para curarse y combatir las infecciones, y la labor del osteópata consiste en aprovechar esos recursos. Adquirió renombre por sus habilidades curativas y entre sus pacientes famosos se pueden contar a Mark Twain y Buffalo Bill.

«El médico educado será él mismo un osteópata». Mark Twain

Con el paso del tiempo, la profesión osteopática expuso los principios que se convertirían en la base de la medicina osteopática:

- Existe una relación entre la estructura y la función del cuerpo
- El cuerpo es una unidad, siendo la salud del paciente una combinación del cuerpo, la mente y el espíritu
- El cuerpo posee la capacidad innata para regularse y curarse
- El tratamiento racional usa como guía los tres principios anteriores

Estos principios son consecuentes con las enseñanzas originales del doctor Still y el médico osteópata sigue utilizando estos mismos principios. Si todos los médicos siguieran estos principios, sería otro el estado de la salud actual.

Este libro analizará estos conceptos y la manera como se aplican a la salud general. Debido a que todos estos principios están entrelazados, será difícil explicarlos de manera aislada.

Ahora bien, se dirá usted: «Tienen una lista de principios, ¿y qué? Todos los tratamientos con las manos son parecidos».

Esto no es necesariamente cierto. Durante una conversación, alguien comentó que los tratamientos osteopáticos son iguales a los tratamientos de los masajistas y los quiroprácticos. Esta persona sostenía que como todos dicen ser «holísticos», entonces todos son iguales. Estoy en total desacuerdo con este argumento; se requiere algo más que una clasificación para obtener resultados. El término holístico puede tener diversos significados.

La definición del término «holismo» es bastante vaga. No llega a explicar lo que uno quiere decir. Entiendo que la osteopatía es un enfoque holístico del cuerpo humano porque tengo que considerar las estructuras del cuerpo como un todo cuando hago mis tratamientos. En sí, esto se puede considerar «holístico». Pero después tenemos que ir más allá y comprender cómo todas las piezas se afectan la una a la otra. Esto significa determinar cómo un problema en un dedo del pie puede afectar al hombro u otra parte corporal.

En cierto modo, el osteópata debe actuar como detective del cuerpo humano. Observamos los patrones sutiles de disfunción en nuestros pacientes para comprender por qué se sienten como se sienten. Al escuchar las conclusiones a las que llegan los osteópatas después de examinar a sus pacientes, los que nos observan desde fuera a menudo piensan que tenemos habilidades «mágicas». Ciertamente podemos haber influido en Sir Arthur Conan Doyle como inspiración para sus novelas.

¿Principios? ¿Para qué?

El grado de entendimiento y aceptación de los principios osteopáticos varía mucho entre los médicos osteópatas. Mientras algunos piensan que estos principios son simplemente una buena idea, otros sí les encuentran verdadero sentido. Tiendo a pensar que la principal diferencia está en la medida en que los médicos osteópatas ponen en práctica los principios osteopáticos, si es que siquiera los tienen en cuenta. En mi opinión, los osteópatas que mejor aplican los principios son los que mejores resultados obtienen.

En una oportunidad el doctor Davidson trató a un fisioterapeuta que se quedó impresionado y asombrado ante lo que acababa de experimentar y no podía creer lo bien que se sentía. — ¿Qué me acaba de hacer? — le preguntó.

— Osteopatía — le respondió el doctor Davidson.

El paciente se decepcionó y hasta se irritó con la respuesta. — No, a lo que me refiero es, ¿qué técnica fue esa? — preguntó.

Muchos buscan la «mejor" técnica, pero la técnica es secundaria. Supongamos que alguien tiene una excelente técnica de arte marcial, pero si no sabe dónde y cuándo ponerla en práctica, no le va a servir de mucho.

El doctor Davidson no estaba tratando de ser sarcástico con su respuesta. Fueron los principios osteopáticos los que lo guiaron para saber qué tratar y a dónde dirigirse para encontrar los problemas subyacentes. Se pueden aprender técnicas, pero se necesitan los principios para entender de verdad cuándo y dónde utilizarlas.

Una vez le expliqué los principios osteopáticos a una médica tradicional (M.D.).
Me respondió diciendo: «Estoy de acuerdo con todos esos principios. ¿Qué haces diferente de lo que yo hago?»

Aunque yo sabía que hay diferencias, al principio no supe cómo responderle. Finalmente, un día di con la respuesta: la diferencia consiste en poner los principios en práctica. Por ejemplo, un mecánico debe conocer todas las partes de los autos, lo que hacen y cómo encajan para que el auto pueda funcionar como una unidad. Estoy totalmente de acuerdo con estos principios, pero no por eso soy un buen mecánico. Para serlo, necesitaría poner esos principios en práctica, no sólo conocerlos.

De igual manera, es posible que mi colega conozca y esté de acuerdo con todos los principios osteopáticos, pero si no los pone en práctica al tratar a sus pacientes, no pasarán de ser conceptos filosóficos interesantes. Si los principios no se ponen en práctica, no tienen mayor significado.

La mayoría de las personas acepta que las comidas nutritivas y saludables y el ejercicio habitual son buenos para la salud total. Pero aunque estemos de acuerdo con este concepto, nuestra salud no va a mejorar si no ponemos esos principios en acción.

El razonamiento «osteopático»

En la facultad de medicina muchos médicos señalaban que los principios osteopáticos no mencionan los tratamientos con las manos. Esto es cierto. La lógica era: «Basta con que el médico osteópata 'piense osteopáticamente'».

Quizás este razonamiento servía para justificar el hecho de que la mayoría de los médicos osteópatas nunca usan los tratamientos osteopáticos. Al principio me pareció razonable esta explicación. Después de todo, es nuestra manera de pensar lo que nos diferencia, ¿no es así?

Cuanto más iba entendiendo los principios osteopáticos, menos sentido tenía que alguien pudiera pensar osteopáticamente y no usar las manos. Imagínese que un paciente con lumbago visita a un médico osteópata general.

El doctor evalúa al paciente y empieza a pensar osteopáticamente para encontrar el origen del dolor: quizás tiene un espasmo del diafragma, un espasmo del psoas o algunas vértebras disfuncionales. Pero después procede a tratar al paciente sin usar las manos para nada. ¿Qué ha logrado su razonamiento osteopático en este caso? Nada.

El razonamiento osteopático no pertenece a un club exclusivo; he conocido a masajistas, fisioterapeutas, acupunturistas y a otros cuyo proceso mental es mucho más osteopático que el de algunos médicos osteópatas. Me levanta el ánimo cuando otros piensan así.

Distintos tipos de conocimientos

Debemos mencionar un concepto más. La médica anterior estudió anatomía en la facultad de medicina tradicional y yo lo hice en la facultad de medicina osteopática. Ella estudió la anatomía intelectualmente, lo cual no pasa de ser información; nunca aprendió a sentir la anatomía en detalle con sus manos.

La diferencia es que yo me he pasado años aprendiendo a distinguir la anatomía normal de la anormal en personas vivas bajo mis manos. Esta experiencia me ha dado una perspectiva de la anatomía que sobrepasa a la anatomía intelectual. He estudiado anatomía dinámica viviente, que es muy diferente a diseccionar cadáveres.

Por ejemplo, por más que pueda estudiar sobre los embarazos, sobre todos los cambios estructurales y fisiológicos que ocurren, y por más opiniones que pueda tener, cualquier mujer que ha estado embarazada va a tener un entendimiento de los embarazos mucho más profundo que él que yo jamás pueda alcanzar.

Nos rodean este tipo de ejemplos. Todos podemos tener opiniones informadas, pero sin experiencias reales nuestros conocimientos serán limitados. Este libro se basa en mis conocimientos de primera mano.

Sección 1 - La interrelación entre la estructura y la función

«Los conocimientos de anatomía son sólo un peso muerto si no sabemos como aplicar esos conocimientos con habilidad competente». Andrew Taylor Still, M.D., D.O.

Observe a su alrededor: la estructura y la función intervienen en todo lo que ve, y la forma de todo lo que nos rodea debe cumplir una función en particular. La llanta que no es perfectamente redonda no será tan eficiente como la llanta que sí lo es; esto no es algo excepcional y es algo obvio en lo que todos podemos estar de acuerdo. Cuando la estructura excede sus tolerancias es que empiezan las averías.

Cuando esto sucede, comenzamos a buscar la solución en la estructura; quizás la tubería se reventó porque estaba rajada y ya no podía soportar la presión en su interior, o se dañó el altoparlante porque se alzó mucho el volumen. En cualquier caso, se excedió la tolerancia de la estructura y la estructura ya no pudo cumplir con la función para la cual había sido diseñada.

Lo más inusitado es la poca importancia que la profesión médica le atribuye a este concepto como factor de la salud. Y no es que algunos médicos osteópatas necesariamente nieguen este concepto, pero en lo que sí diferimos es en el umbral de tolerancias del cuerpo humano.

En una ocasión asistí a una conferencia sobre deportes. El médico afirmó: «Sólo es necesario que el dedo gordo del pie pueda doblarse 15 grados para poder correr».

Es posible que esto sea cierto, pero si ese dedo sólo se puede doblar 15 grados, quiere decir que hay una discrepancia entre la estructura y la función del dedo. Al evaluar a un paciente, aun la más mínima variación fuera de lo normal es importante y podría requerir tratamiento.

De estudiante de medicina, hice rotaciones con algunos especialistas en el manejo del dolor. Observé que las sutilezas en la medicina no se consideraban importantes. Si es que los movimientos de las articulaciones estaban dentro de los límites normales, se consideraba que estaban funcionando bien. Y si los escaneos no revelaban nada obvio, el problema tenía que ver con el «tejido blando», algo que desaparecería por cuenta propia o que el paciente tendría que aprender a soportar.

Recuerdo a un paciente que, desalentado, le hizo la siguiente pregunta a su médico: «Usted sabe que me cayó una viga en la cabeza hace ya más de diez años. ¿Por qué sigo teniendo tanto dolor y no puedo funcionar?»

Me daba cuenta de que el médico no sabía por qué. Nunca me olvidaré su respuesta.

— Bueno, quizás si usted no actuara tan adolorido, entonces no sentiría tanto dolor — le respondió.

¿Cómo se sentiría usted si un especialista en el manejo del dolor le diera semejante respuesta?

En otra ocasión el mismo médico estaba examinando la radiografía de cuello de un paciente. En una de las articulaciones del cuello se veían algunos cambios que parecían indicar osteoartritis.

— Ah — exclamó el doctor—. Esta articulación tiene algo de artritis. Ese es el origen de su dolor.

El paciente se alegró de conocer el origen de su dolor, pero de pronto preguntó lo siguiente: «¿Por qué ocurrió ahí?»

— Es el desgaste normal — respondió el doctor. Otras veces la respuesta era: «Es la edad».

Los pacientes generalmente asentían y se conformaban con esa respuesta pero esas respuestas nunca me parecieron adecuadas.

Aunque sea una sola vez, me hubiera gustado que algún paciente indagara y preguntara: «Pero doctor, también uso mis otras articulaciones. Si fuera desgaste, ¿no deberían estar todas mis articulaciones artríticas?» O, «Doctor, todas mis articulaciones nacieron al mismo tiempo. ¿Por que sólo esa se ha puesto artrítica con la edad?»

¿Interviene la anatomía en la salud?

El cuerpo humano es asombroso. Las interacciones entre todos sus sistemas le permiten funcionar en armonía. Cuando algo anda mal, todo el sistema se adapta al instante para lidiar con esa falla. Su cuerpo le informa cuando algo anda mal, desde una molestia casi imperceptible hasta un dolor insoportable.

En mi experiencia, cuanto más grave el problema, mayor es el dolor. Esta generalización es cierta en la mayoría de los casos. Una fractura o una apendicitis duelen mucho más que un músculo anudado porque el problema es mucho mayor.

El dolor es la manera que el cuerpo utiliza para comunicarnos que está llegando a su límite. Habrá notado que después de beber mucha agua siente una ligera presión en la vejiga. Al principio no le hace caso, pero a medida que la vejiga se va llenando y llegando a su límite la molestia se vuelve más intensa, quizás hasta dolorosa. Finalmente, ya en lo único en que puede pensar es en correr al baño.

Tan pronto evacúa la vejiga, desaparece el dolor y se olvida del asunto. Pero si no pudiera evacuarla, el dolor aumentaría y hasta podría poner en riesgo su vida. Es importante señalar que las infecciones pueden producir síntomas similares, como dolor o una sensación constante de llenura en la vejiga. De cualquier modo, su cuerpo le está comunicando que existe un problema.

Otros ejemplos de su cuerpo comunicándole sus umbrales son la sensación de llenura después de comer, el dolor muscular después de hacer ejercicio o el dolor al estirar algún músculo al máximo. Esta comunicación ocurre constantemente y a menudo la intensidad refleja la urgencia del problema. Cuanto más se aleje el cuerpo de su homeostasis, más intensa será la comunicación. Con la mayoría de los dolores, el modelo en la medicina tradicional consiste en simplemente bloquear la señal del dolor o la inflamación, sin prestarle atención al problema subyacente.

Todas estas molestias y dolores son el cuerpo humano enviándole mensajes sobre su salud. El dolor no aparece de la nada, sin motivo alguno; por lo tanto, le presto atención a toda molestia y dolor, por más mínimos que sean. Cuando todas las estructuras están en condiciones operativas, desaparece el ambiente propicio para las enfermedades y el cuerpo deja de comunicar problemas. Los médicos osteópatas se pasan años estudiando la anatomía viviente "normal" para llegar a comprender la anatomía anormal, por más sutiles que se sientan las anormalidades bajo sus manos.

Todo lo que es una estructura en el cuerpo tiene el potencial de sobrepasar su umbral y dejar de funcionar de acuerdo a su diseño. Por lo tanto, se deben tener en cuenta todos los tejidos del cuerpo; cuanto menos pueda un tejido cumplir con su función, mayor será su potencial de problemas. Por ejemplo, un cambio muy sutil en el diámetro de los vasos sanguíneos no será obvio al principio, pero puede tener efectos considerables en el largo plazo.

La reducción en el flujo sanguíneo produce una reducción del volumen de sangre en los tejidos, lo que impedirá su funcionamiento correcto y la filtración adecuada de los desechos, además de favorecer la congestión. El corazón que no recibe un volumen normal de sangre, oxígeno y nutrientes no bombea eficientemente, lo que puede producir problemas mayores con potencial de muerte.

A veces vemos como hasta la más mínima alteración en la estructura puede producir el ambiente propicio para las infecciones. Por ejemplo, una infección viral menor puede producir tos irritante y llegará un momento en que esa pequeña irritación rompa las barreras normales contra la infección. Una vez que se sobrepasa ese umbral, se debilitan las defensas del cuerpo y, de pronto, la infección viral pasa a ser una infección bacteriana grave.

Otro buen ejemplo es el de una costilla rota que derive en neumonía. Normalmente, la expansión y la compresión de la caja torácica mantienen un flujo de aire adecuado y llenan de aire los pequeños sacos de los pulmones. Sin un flujo de aire adecuado, los pulmones podrían colapsarse y llenarse de líquido. En el caso del paciente con una costilla rota, puede que el paciente empiece a respirar superficialmente para mantener inmóvil la caja torácica y así evitar el dolor.

Sin el movimiento normal de la caja torácica disminuye el flujo de aire a la zona directamente debajo de la costilla. Pronto, los sacos del pulmón debajo de la costilla rota se colapsan y se llenan de líquido. La congestión resultante crea un ambiente propicio para las bacterias con el peligro de derivar en un caso grave de neumonía. Este es sólo un ejemplo de cómo la disfunción en una parte del cuerpo puede crear un ambiente propicio para las enfermedades. El movimiento normal de la caja torácica dificulta la formación de los ambientes bacterianos.

Si la estructura corporal es la que dicta la función, esto quiere decir que toda estructura tiene su razón de ser. Por ejemplo, el propósito de las articulaciones es el movimiento, con variaciones según el tipo de movimiento que se requiera. A algunos médicos les parece que las únicas articulaciones que producen movimiento son las articulaciones de rótula, un tipo de articulación que es inestable. No tiene sentido que todas las articulaciones sean inestables. Las articulaciones tienen diferentes adaptaciones según el movimiento que deban producir.

Cuando estaba en el tercer año de facultad, un médico me preguntó en que me quería especializar y le respondí: «En manipulación osteopática». Sus primeras palabras fueron: «Las costillas no se mueven. He examinado cadáveres y las costillas no se pueden mover».

No era quién para discutir, pero ese argumento siempre me ha parecido ilógico. Si miro un cadáver, el corazón no late, los pulmones no se inflan y ni se pueden doblar los brazos. En realidad, si las costillas no se movieran, sería imposible la formación de la presión negativa en la caja torácica que permite la entrada del aire en los pulmones.

¿Puede causar dolor la posición de los órganos?

Chris estaba teniendo dolores fuertes en su lado izquierdo y la ubicación parecía indicar un problema renal. Pero ninguna prueba diagnóstica revelaba nada significativo y nadie podía determinar claramente lo que estaba ocurriendo.

Chris se estaba preparando para una tomografía computarizada de abdomen cuando, por algún motivo, de pronto preguntó: «¿Me la pueden realizar echado boca abajo?»

El resultado de la tomografía resultó ser bastante significativo. Volteado boca abajo, el riñón izquierdo descendía desde su lugar normal — atrás, debajo de la caja torácica— hasta la parte de adelante del abdomen y abajo hasta la pelvis. Esta inestabilidad estructural era la causa del dolor de Chris y requirió intervención quirúrgica. Lo más probable es que este problema no se hubiera detectado si no se hubiera cambiado de posición para la tomografía.

Parece existir una controversia en la profesión médica relacionada con el desplazamiento de los órganos y sus efectos en el cuerpo humano. El ejemplo anterior es un caso extremo, pero encuentro que a veces el dolor es consecuencia de desplazamientos pequeños fuera de sitio de algún órgano. A menudo, la fascia — el tejido conectivo que mencionamos antes— mantiene los órganos fijos. El cuerpo responde a estos desplazamientos cambiando su estructura y luego se vuelve hipersensible a fin de proteger a todo el organismo de la mejor manera posible.

Por lo general, el dolor no es tan fuerte como el de Chris. Sin embargo, algunos médicos siguen pensando que el sistema musculoesquelético no se interrelaciona con los otros sistemas. En una ocasión escuché a un cardiólogo argumentar que el sistema cardiovascular no tiene ninguna conexión con el sistema musculoesquelético. Desafortunadamente, esta compartimentación del cuerpo humano es un punto de vista prominente en la medicina.

Separamos los sistemas a fin de simplificar la complejidad del cuerpo humano. Lo hacemos para comprender con más claridad cómo opera el cuerpo. Pero parecería que con estas separaciones nos hemos olvidado que el cuerpo no es una serie de sistemas que actúan independientemente el uno del otro. Por ejemplo, correr o hacer ejercicio son ejemplos de acciones del sistema musculoesquelético que influyen de manera importante en el sistema cardiovascular.

Y no sólo afectan al sistema cardiovascular, ya que todos los otros sistemas, como el sistema digestivo, el sistema renal y los sistemas nerviosos, también reaccionarán a las demandas impuestas por el sistema musculoesquelético. Aún en la piel se verán cambios debidos al sistema musculoesquelético. También sabemos que el dolor puede afectar a la presión sanguínea. Por lo tanto, es fácil ver que el sistema musculoesquelético de hecho influye en el sistema cardiovascular.

También se conocen los reflejos víscero-somáticos o los reflejos somático-viscerales. Esto quiere decir que cuando algún órgano se irrita, como el apéndice, por ejemplo, se producen cambios reflejos en la zona del sistema musculoesquelético que está asociada al tejido enfermo. Al mismo tiempo, los problemas en los huesos, los músculos y las articulaciones pueden afectar al órgano al que están asociados. Si examina estos conceptos, en realidad vienen a ser lo mismo.

Quizás debiéramos cambiar nuestra percepción. Imagínese que usted no tuviera la idea preconcebida de que los huesos y los músculos no son órganos, porque sí lo son. Es decir, si deja de pensar que los huesos y los músculos están fuera del sistema corporal y que su único propósito es el de soporte, entonces concluiría que todo el cuerpo funciona en armonía. Todo lo que estoy diciendo es que el cuerpo se mantiene en comunicación constante. Todos los órganos se comunican entre sí para producir las respuestas más adecuadas ante los sucesos en su cuerpo y en su entorno.

Natasha tenía dolor en el lado izquierdo superior de la espalda. Su problema era que ningún médico la había podido ayudar. No es que no hubieran intentado; el problema es que todos habían probado lo mismo. Muchos notaban tensión y rigidez en su espalda y trataban de hacerla crujir a su sitio usando técnicas de thrust (maniobra de alta velocidad). Desafortunadamente, estos «crujidos» no resolvían el problema y eran dolorosos. Por lo general, cada doctor suponía ser mejor que el doctor anterior, pero los resultados eran siempre los mismos. Finalmente, Natasha decidió que ni le tocaran la espalda ni se la hicieran crujir por el dolor que le causaba.

Finalmente, un día pude convencer a Natasha para que fuera a ver al doctor Davidson. Natasha decidió ir para tratarse otro problema; tenía miedo de siquiera mencionar su dolor en la espalda debido al temor de sus experiencias anteriores. Mientras el doctor le realizaba una evaluación total, descubrió que su espalda izquierda superior y sus costillas estaban disfuncionales e hipersensibles.

— Claro — le dijo— , su bazo no está en la posición correcta. Por eso le duelen las costillas.

Usando las manos, el doctor aisló cuidadosamente el bazo, situado debajo del lado izquierdo de la caja torácica, y lo guió con suavidad hasta que dejó de sentirlo torcido. A medida que el doctor ejecutaba la maniobra, la espalda y las costillas se relajaron, se pusieron más flexibles y desapareció el dolor. Natasha sintió alivio inmediato. El doctor le explicó que la fascia, que viene a ser una especie de compleja malla corporal formada de tejido conectivo, había estado torcida y jalando sus costillas superiores. Era como si se le hubiera dado vueltas a una sábana que está fija en un extremo; cuanto más vueltas, mayor tensión en el extremo fijo. Esto ocurrió hace casi diez años y desde entonces Natasha no ha vuelto a tener ese dolor de espalda.

El cuerpo reacciona a todas sus estructuras y todas siguen los mismos principios. Por lo tanto, se deben tener en cuenta todas las estructuras, incluidas los órganos. Algunos piensan que los principios osteopáticos sólo se aplican a algunas partes del cuerpo y no a otras, pero este es un punto de vista muy contradictorio. En mi opinión, si uno se limita a tratar un número limitado de partes corporales, sólo se obtendrán resultados parciales.

¿Y afecta la función a la estructura?

En una ocasión atendí a una paciente que tenía dolores de cabeza debilitantes y mis tratamientos no lograban aliviárselos. No dejaba de preguntarme: «¿Qué se me ha pasado por alto?» Finalmente, un día vino a mi consultorio y me informó que se sentía mucho mejor.

— ¿Qué la ayudó? — le pregunté.

— Resulta que tenía una deficiencia de vitamina B12 — me respondió.

Las vitaminas B son importantes para el desarrollo del tejido cerebral y neuronal. A través de los dolores de cabeza, su cuerpo le estaba comunicando a la paciente que necesitaba vitamina B12. Ningún tratamiento estructural habría ayudado en este caso. Otra causa común de los dolores de cabeza es la deshidratación; el dolor es el cuerpo comunicando que necesita agua.

El cuerpo se reconstruye a sí mismo constantemente y para hacerlo de manera óptima necesita una nutrición adecuada. ¿Cómo se puede construir una estructura óptima sin materiales de construcción de calidad? Es sorprendente que el cuerpo pueda sobrevivir, y hasta prosperar, sin una nutrición adecuada, aunque pienso que las consecuencias negativas aparecen en el largo plazo. Una nutrición guiada por los principios de la naturaleza debería ser una de las metas para una salud óptima.

Pienso que nuestras dietas modernas son deficientes en nutrientes. Por lo normal, las vitaminas solubles en agua, como las vitaminas B y C, se excretan a través de la orina; muchas personas piensan que el cuerpo usa lo que necesita y elimina el resto, pero esto no es totalmente exacto. Necesitamos reponer las vitaminas solubles en agua constantemente porque el cuerpo no las puede almacenar. Para una salud óptima, necesitamos reponerlas constantemente.

A veces cambiamos el modo como usamos nuestro cuerpo y, como resultado, la estructura cambia para adaptarse a esa función no intencionada. Un ejemplo excelente es estar sentado durante períodos prolongados, algo que causa espasmos crónicos en los músculos flexores de la cadera y otros problemas. He escuchado que el hábito de estar sentado durante períodos prolongados repercute en la mortalidad negativamente. Esto nos da que pensar: si no usamos nuestro cuerpo correctamente, nos podríamos estar acortando la vida. El movimiento es importante para mantener la salud. ¿Aún piensa que la anatomía y la fisiología no influyen en la salud?

Otro ejemplo menos obvio es caminar o correr con el talón. Estoy en la minoría en este tema, pero no veo ninguna razón o prueba anatómica para que los humanos caminen o corran naturalmente con el talón. (Este tiende a ser un asunto controvertido, sobre todo entre los corredores, para quienes la parte del pie que primero toque la superficie es asunto de preferencia personal.)

Primero, realice el siguiente experimento: sáquese los zapatos, suba un escalón y salte. Observe cómo cae. Repita lo mismo cien veces. Le apuesto que si lo hace bien, va a caer sobre el antepié doblando las rodillas cien de las cien veces. Ahora concéntrese en saltar cayendo sobre los talones. ¿Se puso nervioso? Piénselo, se alteró psicológicamente de sólo imaginarse que iba a caer sobre los talones. Por algo será.

Los talones bloquean el dolor, pero no el impacto. Estructuralmente, al tratar al paciente encuentro que el hueso del talón se siente atascado en el tobillo, se ha desplazado hacia atrás y ha rotado un poco. Esto causa nudos en los músculos de las pantorrillas que están sujetos al hueso del talón. He encontrado problemas similares por todo el cuerpo, desde el dolor en los pies hasta el dolor en la espalda, y muchos más.

¿Pasa los alimentos mal al comer? Un grupo de personas pensamos que muchos no aprendimos a deglutir correctamente — algo que ocasiona muchos problemas como el dolor de cuello— porque al hacerlo movemos la cabeza hacia adelante. Este es un ejemplo de cómo la función afecta a la estructura. La Terapia Miofuncional Orofacial aborda este problema. No estoy entrenado en esta terapia, pero sí sé que deglutir presionando la lengua contra los dientes es incorrecto porque tira la mandíbula y el cuello hacia adelante.

Para deglutir correctamente la punta de la lengua debe presionar la zona del paladar cerca de los dientes. Pronuncie la letra «D»: ese es el lugar correcto de la lengua al deglutir. Cuando me di cuenta de que yo era una de esas personas que no lo hacen bien, presté atención y noté que ese movimiento incorrecto me producía tensiones en el cuello, la mandíbula y la cabeza. Pero aprender a deglutir correctamente es difícil y extraño al principio. Practicaba durante minutos seguidos sentado en el tren para romper esta mala costumbre. Pero cuando logré dominar la técnica, sentí más aliviada la cara. También me parecía que la sangre circulaba mejor y estaba más relajado.

¿Pueden los alimentos causar dolor de espalda?

Los antibióticos, la falta de fibra, los alimentos procesados y la deshidratación. ¿Qué tienen en común? Todo esto puede afectar al ambiente interno de su tracto digestivo. Los antibióticos y otros medicamentos pueden destruir la flora intestinal y crear el ambiente propicio para la proliferación de bacterias y hongos dañinos. Los científicos ya reconocen la importancia de la flora intestinal en nuestra salud general — beneficios que quizás sobrepasan lo pensado inicialmente— . La falta de fibra, la deshidratación y determinados alimentos procesados pueden causar la irritación del revestimiento del tracto digestivo y producir inflamación en el colon y otros órganos.

El cuerpo tratará de responder a la irritación a través del dolor. Así como la vejiga puede doler, igual ocurre con los órganos del tracto digestivo. El dolor podría sentirse cerca de aquellos órganos o los órganos podrían transmitir el dolor a otras zonas.

Por lo tanto, algunos procedimientos como el ayuno o la hidroterapia de colon pueden limpiar el ambiente interno. Lo ideal es mantener este ambiente limpio por un período prolongado mediante una hidratación adecuada, una variedad de frutas y verduras, la abstinencia de alimentos que pudieran dañar el revestimiento digestivo, y el mantenimiento de una flora intestinal saludable. Al igual que con la vejiga, una vez que se regresa a la normalidad y se sana, cualquier dolor resultante del órgano que estuvo inflamado mejorará y desaparecerá si se mantiene un ambiente interno normal y saludable. En conclusión, el ayuno o la hidroterapia de colon crean las condiciones propicias para sanar internamente.

¿Por qué se me anudan los músculos?

¿Alguna vez se ha preguntado por qué se le «anudan» los músculos? Por lo general, estos «nudos» duelen aunque sólo sea al tacto. Muchas personas acuden a masajistas, hacen ejercicios de estiramiento, se ponen inyecciones, se hacen ecografías y buscan todo tipo de tratamientos para eliminar estos nudos en sus músculos. Lamentablemente, la eficacia de muchas de estas terapias es mínima, si es que funcionan. La razón es que la mayoría de las personas no sabe por qué se forman los «nudos» en los músculos en primer lugar.

El propósito de la mayoría de las terapias es aliviar los nudos cuando ya están establecidos, pero estas terapias nunca tienen en cuenta por qué se forman los nudos en primer lugar. ¿Cómo podemos deshacer esos nudos si no los entendemos? En mi experiencia, existe una razón para los nudos ya que nada en el cuerpo ocurre al azar. Muchos médicos consideran que estos nudos son eventos fortuitos o suponen que el nudo apareció en el músculo por equivocación o por hacer ejercicio.

A diferencia del doctor que me dijo que «los músculos son estúpidos», yo sí creo que los músculos son inteligentes. En términos sencillos, el músculo está fijo en sus dos extremos y tiene una articulación entre ellos. Cuando el músculo se contrae, produce un movimiento específico en la articulación correspondiente.

Si ocurre una falla en la articulación, por más leve que sea, el músculo asociado a esa articulación se contraerá para protegerla. Los receptores en los tendones y en los músculos que responden al tono muscular y al estiramiento son los que impulsan este proceso. En estos casos, la reacción refleja de los músculos es «anudarse» a fin de prevenir más disfunciones en la articulación. Cuando esto ocurre, el nudo y las zonas adyacentes se vuelven hipersensibles. El sistema nervioso es el que impulsa este proceso.

Los músculos no se contraen sólo para producir movimiento en una articulación, sino también para proteger las estructuras a las que están asociados. Los masajes o las inyecciones en los nudos no funcionan porque operan bajo el supuesto de que el nudo es la causa del problema y no el efecto. Estas terapias no examinan por qué el músculo se contrae en primer lugar.

Los músculos sobre zonas con problemas también se contraen, como los que cubren el abdomen. Cuando se inflama un órgano, como el apéndice o la vesícula, los músculos encima de esos órganos se contraen y se ponen hipersensibles para actuar como protectores. Es decir, aun con problemas menores el sistema musculoesquelético puede indicar las zonas de problemas potenciales y advertirnos si estamos por alcanzar o sobrepasar nuestros umbrales.

Si se restablece la normalidad a las estructuras a las que los músculos reaccionan, los músculos se relajan de manera instantánea y automática y las zonas adyacentes pierden su hipersensibilidad. Los receptores específicos en los tendones y en las fibras musculares monitorean la condición del músculo y producen una contracción como reacción a alguna falla muscular. Cuando la anatomía está correcta, los receptores permiten la relajación total del músculo al cual están asociados.

Esto ocurre en todo el cuerpo, desde los músculos que cruzan las suturas en la cabeza hasta los músculos en los pies. El restablecimiento a la normalidad puede ocurrir estructuralmente mediante tratamientos osteopáticos, pero otras intervenciones también podrían ser la respuesta si es que son adecuadas, como los medicamentos y la cirugía. Además, deben tenerse en cuenta los desequilibrios de electrolitos y la deshidratación, que también pueden producir espasmos.

Durante mi entrenamiento médico, escuché decir a algunos médicos que los espasmos en el diafragma son imposibles porque impedirían la respiración. Este razonamiento parece lógico, pero es incorrecto.

El espasmo puede ocurrir en una parte del músculo y, con frecuencia, el músculo seguirá funcionando aunque su capacidad para funcionar de manera óptima se verá afectada en proporción directa a la intensidad del espasmo. Agáchese y apriétese una pantorrilla. Lo más probable es que sienta algunos nudos. El nudo es un músculo que se ha contraído involuntariamente — un espasmo— y que generalmente se siente sensible. Sin embargo, aun con espasmos en la pantorrilla, usted puede caminar. De igual modo, el diafragma puede mantener su capacidad para funcionar aun en estado crónico de contracción.

¿Y qué de los desequilibrios musculares?

En una oportunidad un corredor me comentó que otro especialista le había explicado que sentía dolor en sus pantorrillas porque eran «débiles».

— ¿De veras — le respondí— , «pantorrillas débiles»? ¿Y qué distancia corre?

— 10 millas diarias — me respondió.

— Si usted corre 10 millas diarias y tiene pantorrillas débiles, entonces yo debería estar muy adolorido — le respondí.

Comprendo que generalmente lo que se quiere decir es que un grupo de músculos trabaja demasiado en comparación al grupo de músculos opuestos. Pero opino que, en el mejor de los casos, esta teoría es incompleta. Muchos de mis pacientes acuden a fisioterapeutas y entrenadores en busca del ejercicio «mágico» que les va a equilibrar el cuerpo y librar de todos sus dolores. Según esta teoría, el dolor desaparece cuando se restablece el equilibrio.

Si los desequilibrios musculares fueran la causa del dolor y el ejercicio fuera la solución, entonces los atletas deberían tener menos dolores que la población general. Pero la realidad es que no es así. La justificación para este razonamiento es que determinados deportes usan determinado grupos musculares «en exceso» y esa es la causa de los desequilibrios.

Los ejercicios para fortalecer los músculos son convenientes cuando los tejidos están en mala condición física o se han debilitado. El fortalecimiento muscular también ayuda al cuerpo a compensar problemas y por esto a veces alivia el dolor. Pero en el caso de una persona que hace ejercicio todos los días y que es mucho más fuerte que yo, la explicación de que tiene pantorrillas débiles, muslos débiles o cualquier otra parte corporal débil, carece de lógica y validez.

Anteriormente examinamos cómo los nudos en los músculos son una reacción a las estructuras anatómicas aproximándose a su límite. Los nudos persistirán mientras no se corrija la disfunción estructural, por más leve que sea. Pero les voy a dar otra razón para explicar por qué ciertos grupos de músculos se «debilitan» y por qué el ejercicio no siempre ayuda.

Imagínese a dos hermanos gemelos, idénticos en todo excepto en lo siguiente: uno de ellos tiene músculos muy entonados y bien definidos. Aun en reposo, se aprecia la definición muscular. En cambio, no se aprecia esa definición en el otro gemelo y sus músculos se ven más blandos cuando está en reposo. Si estos dos gemelos son idénticos en todo aspecto excepto en este, ¿cuál de ellos es el más fuerte? Le advierto que esta es una pregunta con trampa.

Es posible que usted piense que el gemelo atlético es el más fuerte o que no hay diferencia entre los dos. Pero estaría equivocado. La respuesta la da la fisiología muscular.

Mencionamos anteriormente que cuando una articulación se vuelve disfuncional, el músculo o el grupo de músculos a los cuales está asociada se contrae a fin de proteger a la articulación. Además, el músculo permanecerá parcialmente contraído mientras persista la disfunción. Como el músculo sólo se puede contraer hasta cierto punto, los músculos contraídos no tienen la misma fortaleza que los músculos completamente relajados.

Cuando el músculo o la fibra muscular se contrae, como resultado se acorta, pero sólo hasta cierto punto. Un músculo que debiera estar en reposo pero está parcialmente contraído es más débil que el mismo músculo que está relajado en estado de reposo porque tiene menos habilidad contráctil. Es decir, los músculos en estado de contracción parcial son débiles.

Sin embargo, el ejercicio no va a fortalecer al músculo o al grupo de músculos; en algunos casos, podría empeorar el problema. La respuesta está en averiguar las disfunciones estructurales a las que está respondiendo el músculo y restablecer la normalidad en esas estructuras. Tan pronto como se restablece la normalidad, los músculos parcialmente contraídos se relajan y recuperan su fuerza.

El hermano gemelo con los músculos bien definidos también tendría que resolver sus disfunciones estructurales, el motivo por el cual sus músculos necesitan contraerse cuando están en estado de reposo. Sin las disfunciones estructurales que obligan a los músculos a reaccionar, no habría diferencia entre los dos hermanos gemelos. Estas disfunciones estructurales son otra razón por la que el gemelo atlético sería el más débil.

Un cambio estructural en la articulación que ocasiona el desplazamiento o la rotación del hueso fuera de su posición anatómica ideal, por más leve que sea, cambiará la distancia entre los dos puntos de conexión. En estos casos se acortarán o se alargarán los dos puntos de conexión para un músculo o grupo de músculos en particular.

Si la distancia entre los dos puntos de conexión se acorta, el músculo se afloja. Imagínese dos postes telefónicos inclinados hacia adentro. Hasta el más mínimo movimiento podría cambiar la tensión de los cables.

El músculo que está flácido deberá esforzarse más para producir movimiento en su articulación correspondiente que si no lo estuviera. La razón es que las contracciones son limitadas; por lo tanto, parte de la contracción tiene primero que superar la flacidez antes de poder funcionar para mover la articulación. El músculo permanecerá contraído todo el tiempo, incluso en estado de reposo, a fin de mantener el tono normal entre las dos articulaciones.

Al mismo tiempo, podrían alargarse las conexiones del músculo o los músculos que producen el movimiento opuesto. Estos músculos parecerán más fuertes que sus músculos opuestos, pero fisiológicamente la fibra muscular que se alarga demasiado también pierde algo de su capacidad contráctil.

El resultado final es el desequilibrio muscular que muchos profesionales pretenden resolver con ejercicios. Sin embargo, ejercitar los músculos «débiles» no necesariamente soluciona las disfunciones estructurales. En estos casos ejercitar el músculo «débil» no funcionará porque no resuelve el problema estructural y en algunos casos puede exacerbar el dolor al intensificar el problema estructural.

Otra razón por la que los ejercicios no funcionan es que, a menudo, el problema no es muscular. Por ejemplo, el ligamento frenopericárdico fija el saco pericárdico (el tejido que rodea al corazón) al diafragma (el músculo para la respiración). Si el ligamento se contrae en exceso, el resultado será una curvatura cifótica (postura encorvada). Las tensiones de la duramadre en la cabeza y en la médula espinal pueden causar problemas estructurales por todo el cuerpo. Los ejercicios para aumentar el tono muscular no solucionan estas tensiones.

En lugar de buscar el ejercicio «mágico» para resolver estos problemas, sería preferible cambiar nuestro enfoque. Un gran componente de la osteopatía se centra en restablecer la estructura lo más cerca al ideal que el cuerpo permita. Una vez que se resuelvan los problemas estructurales, los hermanos gemelos serán idénticos nuevamente.

«Mi doctor dice que el hueso de mi pierna se siente demasiado duro»

Así como cualquier otro tejido del cuerpo, los huesos son dinámicos y flexibles. El pensamiento actual sobre los huesos es que tienen dos estados: normales o fracturados. No consideramos nada entre estos dos extremos. Muchos médicos osteópatas han descrito lo que denominan "hipertensión intraósea", que simplemente es una manera complicada de decir «tensiones dentro del hueso». En términos osteopáticos la palabra "tensión" se refiere a cualquier patrón de deformación en cualquier tejido del cuerpo.

Por lo tanto, el hueso se puede deformar como respuesta a problemas o traumas. Puede ponerse demasiado curvo, recto, denso, torcido, etc. Como mencioné anteriormente, vi al doctor Davidson identificar tibias que estaban demasiado arqueadas. Con movimientos leves, como si no estuviera haciendo nada, de pronto los huesos se sintieron más rectos. Me tomó mucho tiempo comprender lo que había ocurrido. Finalmente, aprendí que el doctor no estaba tratando de cambiar la forma del hueso; determinó que el hueso estaba demasiado curvo, pero no trató de forzarlo y colocarlo adonde a él le parecía.

Más bien, lo que hizo fue identificar la razón por la que el hueso se había deformado y colaborar con el cuerpo para eliminar la causa del problema. Tan pronto desapareció la tensión, el hueso regresó a su forma normal. Este enfoque es diferente al de intentar forzar las estructuras a lo que a uno le parece mejor. Más bien, es comprender que el cuerpo sabe lo que necesita hacer para curarse.

Una paciente de alrededor de treinta años de edad con acné quístico tenía tanta inflamación que la piel alrededor de su mentón estaba tensa y estirada debido a la congestión. A los minutos de liberar una deformidad en el hueso del mentón, los tejidos blandos de su cara y cuello que habían estado congestionados e inflamados empezaron a drenar. Su piel dejó de verse tan inflamada y describió sentir como si la parte de adelante de su cuello se estuviera «vaciando». En su caso, la congestión y el estancamiento facial habían creado el ambiente propicio para el crecimiento descontrolado de bacterias en la piel. Esta no es una reacción común y no pretendo afirmar que puedo curar el acné en todos los casos.

Otra paciente, también una mujer de unos treinta años, había perdido la voz diez días antes de venir a mi consultorio a consecuencia de una infección de las vías respiratorias altas. Al evaluarla, también identifiqué una deformidad en el hueso del mentón y sentí congestionados los tejidos del cuello. Con voz rasposa, me relataba la historia de cómo se le había ido la voz al mismo tiempo que yo le iba liberando la mandíbula. Me estaba contando del momento y lugar exactos en los que había pasado de hablar con voz normal a perder la voz completamente en la mitad de una frase.

Al completar la maniobra, observé que se reducía la congestión en su cuello y cara. Y mientras me contaba cómo se le había ido la voz, yo podía escuchar cómo le iba mejorando. Cuando terminó su historia, ya le había regresado la voz. Noté la mejoría y seguí con mi tratamiento. Como no quería interrumpir la historia de la paciente, no dije nada. Fue recién después de un rato que ella misma se dio cuenta cuando empezó a hablar nuevamente.

— Un momentito. ¿Y cuándo me regresó la voz? — preguntó la paciente.

Asombrada, llamó a una amiga con quien había hablado antes de la consulta como prueba de que la voz le había regresado de un momento a otro.

¿Le puedo reacomodar la cara?

— Doctor López, he estado luchando con este problema desde los años 80. He consultado con todo el mundo. Nadie me cree lo que les cuento. Si no me puede ayudar, quiero la eutanasia — me dijo una paciente.

Pueden estar seguros que este pedido captó mi atención. Verán, esta paciente vino a verme porque en la década de los años 80 había sufrido traumas que la dejaron como si se le hubieran movido de sitio la cabeza y la cara. Sentía mucho dolor y se le había extendido a todo un lado del cuerpo. Su descripción de dolor en la cabeza extendiéndose por el resto del cuerpo coincidía con mis observaciones en otros pacientes.

Parte del problema es que nadie le creía cuando decía lo que sentía en la cara y la cabeza, ni siquiera sus familiares. En lugar de considerar que quizás ella tuviera razón, todos los profesionales con quienes consultó antes de venir a verme le aseguraron que era imposible lo que ella describía.

Me contó que uno de ellos la hizo parar delante de un espejo para explicarle que nadie tiene la cara simétrica y convencerla de su error. Es cierto que nadie es simétrico, pero no por eso deben descartarse posibles patologías. Yo no sabía si la iba a poder ayudar y se lo dije.

Y esto nos lleva al centro de una gran controversia en la profesión médica donde yo soy parte de una minoría muy pequeña. ¿Se mueven los huesos de la cabeza? Fue el médico osteópata William Garner Sutherland, D.O. quien presentó y enseñó esta idea en la década de 1940. Algunos se oponen tanto a esta idea que fácilmente podrian llegar a enfadarse cuando la discuten.

Por una parte, la gran mayoría − entre ellos, muchos médicos osteópatas− piensa que el cráneo se fusiona y forma un casco rígido. No les parece que las pruebas existentes sugieren que sea posible el movimiento craneal. Y aun si lo fuera, no les parece que las manos pudieran detectar ese movimiento o alterarlo de manera alguna. Finalmente, aun si se pudiera influir en ese movimiento, ¿qué tiene que ver con el resto del cuerpo? Estas personas sugieren que cualquier beneficio derivado de aquellos que trabajan con este concepto es simplemente un efecto placebo.

Por otra parte, otro grupo de personas, y yo estoy incluido entre ellos, cree en la validez de esta idea y en el concepto de que los problemas estructurales craneales pueden causar problemas en el resto del cuerpo. No acepté esta idea como verdad absoluta la primera vez que la escuché, pero sí la enfoqué con una mente abierta. He ensayado esta hipótesis miles de veces con pacientes y todavía no encuentro pruebas que me demuestren lo contrario.

No me interesa que se piense si el tratamiento va a dar buenos resultados, o no. Para mi, no tiene sentido que el cuerpo coloque articulaciones en el cuerpo sin motivo alguno. La manipulación craneal es sólo una parte de la evaluación y el tratamiento integral del cuerpo, y las mismas leyes se aplican en esa zona que en las demás. No entiendo por qué algunas personas se oponen tanto a este concepto.

Por qué tiene sentido

¿Por qué hay suturas en la cabeza? Ya he mencionado que el cuerpo no incluye partes de casualidad. Es decir, si es que existe una conexión entre la estructura y la función, entonces cada estructura ha sido diseñada de una manera especial para desempeñar un rol específico. Toda estructura tiene su razón de ser.

Si examina un cráneo, verá suturas por toda la cabeza que posibilitan la identificación de cada hueso. Durante el desarrollo embriónico, muchas partes de los huesos se forman por separado y luego se fusionan para formar un solo hueso. Por ejemplo, los huesos pélvicos de la cadera se desarrollan como tres entidades aparte (el isquion, el ilion y el pubis) que luego se fusionan para formar un solo hueso. Esto ocurre incluso en la cabeza: el hueso occipital del cráneo empieza como cuatro secciones aparte que luego se fusionan sin dejar suturas.

El cráneo tiene suturas entre sus huesos. Ahora bien, es obvio que el cuerpo humano tiene la capacidad de fusionar los huesos de la cabeza por completo si así le pareciera, y si lo hiciera no podríamos distinguir cada uno de los huesos del cráneo. Además, es posible desarticular (separar los huesos) el cráneo en cada uno de sus huesos individuales en las suturas.

Entonces, si el cuerpo tiene la capacidad de fusionar los huesos de la cabeza por completo, ¿por qué no lo hace?, ¿por qué coloca articulaciones en zonas que no pretende mover? Si creemos que existe una conexión entre la estructura y la función, este es el tipo de preguntas que nos debiéramos estar formulando para encontrar respuestas.

La configuración y la anatomía de las suturas mismas son importantes, y sus características varían según la ubicación y la función prevista. Donde el movimiento puede describirse «de bisagra», las suturas se desarrollan como bisagras sobreponiéndose en determinadas zonas y cambiando perfectamente su superposición en otras a fin de permitir el movimiento descrito por aquellos que realizan estas investigaciones. Nuevamente, ¿por qué formaría el cuerpo estas estructuras consistentemente de este modo sin motivo alguno?

Otra razón por la que tiene sentido la movilidad craneal es la supervivencia. Aunque el movimiento craneal es limitado, algo se mueve. Una movilidad adecuada le da al cráneo la elasticidad necesaria para absorber el shock que producen los traumas. Parte del propósito del cráneo es encerrar y proteger al cerebro. En caso de un golpe en la cabeza, la elasticidad que proporciona el movimiento de los huesos craneales les permite absorber gran parte de cualquier impacto y reducir el trauma cerebral.

Si el cráneo se fusionara sería tan duro como el exterior de los cascos protectores. Un golpe seco rompería el cráneo como si fuera el cascarón de un huevo y el golpe sería transferido al cerebro con mucha fuerza. El cráneo sacudiría al cerebro como si hubiera sido golpeado por un gong debido a la falta de elasticidad ósea para poder absorber el golpe.

Como los huesos craneales no están fusionados, la cabeza puede proteger mejor al cerebro porque tiene la capacidad de adaptación ante cambios de presión intracraneal. En situaciones en las que cambia la presión dentro de la cabeza (como al volar en avión o estar resfriado), es ventajoso que los huesos tengan elasticidad y se puedan expandir.

De este modo, si cambia la presión en el interior de la cabeza, los efectos en el cerebro se minimizan. Por lo tanto, en cuanto a la capacidad para manejar los traumas y los cambios de presión, tiene sentido que la cabeza se pueda expandir. Si un aumento de la presión hiciera que la cabeza se aproximara a su umbral de tolerancia, el resultado sería dolor, igual que en cualquier otra parte del cuerpo.

En una oportunidad atendí a una paciente del norte del estado de Nueva York que no pudo viajar en avión a la consulta porque no toleraba los cambios de presión ni el dolor que le causaban. Su cabeza estaba tan inmóvil entre las suturas que no podía adaptarse a los cambios de presión.

Es mi impresión que cuanto más inmovilizan los traumas a los huesos craneales, menor es su eficacia para proteger al cerebro. Quizás la cabeza entonces actúa como si los huesos craneales estuvieran fusionados casi por completo. En lugar de servir de amortiguadores, los huesos estarían sacudiendo a la cabeza como si hubieran sido golpeados por un gong. Mis pacientes que han sufrido traumas fuertes o repetidos a la cabeza y que se sienten así son mucho más sensibles a los golpes que cualquiera de nosotros.

¿Por qué se les infecta un sólo oído a algunos niños?

Cuando los padres le preguntan a su pediatra la razón de las infecciones crónicas al oído, la respuesta es invariable: los bebés tienen más infecciones al oído porque sus canales auditivos son más horizontales que los de los adultos. Por lo tanto, cuando el líquido en el oído no drena a la garganta, se estanca en los canales y forma un caldo de cultivo para las bacterias.

¿Parece razonable, no? Es lo que yo solía pensar hasta que le di más vueltas al asunto. Si los bebés nacen con canales auditivos horizontales, ¿por qué no tienen infecciones crónicas al oído todos los bebés? Pensé entonces que la razón sería que algunos bebés nacen con canales auditivos más inclinados que otros. ¿Entonces, por qué algunos niños tienen infecciones crónicas en un solo oído? Quizás este caso lo podría explicar el desarrollo asimétrico.

No obstante, si la respuesta fueran los canales auditivos, ¿no se drenaría el líquido hacia afuera al inclinar el bebé la cabeza? Al dormir de lado, ¿no se drenaría el líquido hacia afuera debido a la gravedad?

Tener la esperanza de que el problema se supere solo no es la solución ideal. Existen otras opciones diferentes a las de colocar tubos en los canales auditivos o esperar infección tras infección a que el niño crezca y desaparezca el problema.

Desde la época del doctor Sutherland, los médicos osteópatas han descrito un movimiento que es inherente al cuerpo humano entero, incluidos los huesos craneales, que ocurre desde el nacimiento hasta la muerte. Este movimiento es similar al movimiento de expansión y compresión de la caja torácica al respirar, pero es mucho más sutil.

Aunque es un movimiento leve, es importante para prevenir las infecciones, ya que actúa como una bomba de fluidos. Así como la expansión y el retroceso normales de la caja torácica previenen las infecciones pulmonares, la expansión y la compresión normales en la cabeza previenen las infecciones en la cabeza.

Estoy de acuerdo con que el estancamiento de líquido en el oído puede formar un caldo de cultivo para las bacterias. Sin embargo, el movimiento sutil al que me refiero actúa como una bomba de fluidos en los huesos temporales en desarrollo y drena el líquido fuera de los oídos. Cuando ese movimiento no es adecuado, los oídos no pueden drenar el líquido, se multiplican las bacterias y se producen las infecciones.

El movimiento se puede volver disfuncional en un oído, o en ambos. Si el movimiento está más reducido en un oído que en el otro, el niño tendrá tendencia a infecciones solamente en ese oído, ya que es donde se acumulará el líquido.

Este movimiento actúa independientemente de la posición de la cabeza del bebé y no depende de la gravedad para drenar. Con sólo restablecer ese sutil movimiento de bombeo, se pueden impedir las infecciones auditivas infantiles crónicas. Ocurre lo mismo con los senos paranasales. El movimiento rítmico de ciertos huesos permite que funcionen como «desatoradores» de los senos paranasales. Apenas se restablece ese movimiento en algunos pacientes, se les abren los pasajes nasales y a vuelven a respirar normalmente.

Mis motivos para aceptar la hipótesis

Sentado a la cabeza de la camilla de tratamiento, veo a la paciente echada boca arriba. Observo que sus pómulos no están simétricos. Desde mi perspectiva, el pómulo derecho está desplazado hacia atrás en comparación con el pómulo izquierdo. Noto otras asimetrías que no serían obvias para la mayoría de las personas, pero que para mí son importantes.

Coloco mis manos en la parte posterior de su cabeza y sujeto los procesos mastoideos del hueso temporal — las protuberancias detrás de las orejas— y los muevo en distintas direcciones para encontrar dónde están atascados. Parece que la restricción está en el lado derecho entre el hueso temporal y el hueso occipital en lo profundo de la cabeza.

Luego de acomodar todo de manera que el cuerpo pueda eliminar esa restricción, siento aliviarse la tensión. Reviso el movimiento y miro a la paciente. Sus pómulos se ven simétricos. Y todo sin haber tocado la cara de la paciente.

Antes de sentarme a la cabeza de la camilla, también le había detectado nudos dolorosos y zonas hipersensibles desde las piernas hasta el cuello. Después de sólo haberle tratado la cabeza, vuelvo a revisar todas esas zonas. Como esperaba, los nudos han desaparecido o se han aliviado considerablemente. La paciente está sorprendida ante esta mejoría porque no entendía la relación entre la cabeza y el resto del cuerpo.

Esta misma situación se repite todo el tiempo con muchos de mis pacientes, incluida la paciente que quería la eutanasia si no la podía ayudar. La secuencia de liberar la tensión craneal manualmente seguida de una liberación inmediata de tensión en otras zonas corporales parece ser un patrón constante. Esto no quiere decir que sólo se deba tratar la cabeza, pero debe formar parte de un examen general.

Durante dos años antes de venir a mi consultorio, Jennifer se despertaba todas las mañanas sin poder abrir el ojo izquierdo por una media hora. Ya la habían visto muchos médicos, pero ninguno le había podido dar una respuesta adecuada. Le dije que no sabía si la iba a poder ayudar aunque sospechaba cuál podía ser el problema. Le evalué las estructuras craneales y efectué algunos movimientos para liberar todas las zonas restringidas que pudieran estar asociadas al problema.

Al final del tratamiento detecté cambios, pero no tenía idea de cuáles serían los efectos. A la mañana siguiente, por primera vez en dos años, Jennifer se despertó y abrió los dos ojos. La cura total requirió una visita más, pero que yo sepa el problema no le ha regresado en años.

Muchos sugieren que este concepto carece de base para ser válido. Alegan que la falta de pruebas sugiere que deberíamos descartarlo. Además, sugieren que como no existen pruebas, la noción de que los huesos craneales se mueven no es necesariamente cierta. Comprendo su razonamiento, pero para yo descartar este concepto tendría que rechazar y negar todas las pruebas que veo y que siento bajo mis manos a diario. Más importante aún, si hubiera negado esta idea, lo más probable es que nunca hubiera podido ayudar y devolverle la vida a personas como Jennifer.

En última instancia, lo más importante es ayudar a los pacientes. Más importante que explicarle a mis pacientes que sus problemas no se conforman a mi modelo del cuerpo humano es considerar que ellos podrían tener la razón y retirar mi ego del panorama. La ciencia sólo puede encontrar respuestas cuando se mantiene una mente abierta. En cambio, cuando los pacientes le cuentan a sus médicos el tratamiento que los ayudó, ellos lo rechazan sugiriendo que fue un efecto placebo y que no regresen a ese médico. A veces parece que los resultados no interesan.

Sección 2- El cuerpo es una unidad donde la salud abarca la mente, el cuerpo y el espíritu

«Consideramos que el cuerpo en plena salud significa perfección y armonía, no en una sola parte sino en su totalidad». Andrew Taylor Still

Reflexiones sobre el término «holismo»

Imagínese intentar comprender la interacción entre los ecosistemas del planeta examinando una hormiga. Si se le acerca mucho, no podrá ver el panorama completo. Da la impresión de que cuando se trata del panorama completo del cuerpo humano, continuamos separándolo y buscando las respuestas a la salud examinando sólo sus componentes más pequeños. Este enfoque funciona en ciertos casos, pero eso no quiere decir que sea el mejor modelo para todo.

Hoy en día, abundan todo tipo de especialidades para cada sistema. Tenemos cardiólogos, pulmonólogos, dermatólogos, gastroenterólogos, urólogos, fisiatras, neurólogos, nefrólogos, y mucho más. Pero el cuerpo humano no opera como una serie de sistemas aislados sin interacciones entre ellos. Debemos observar cómo opera como un todo.

Este principio sugiere que cualquier cambio en una parte del cuerpo repercutirá en el todo. La salud óptima tiene lugar cuando todo los componentes del cuerpo están operativos. El estudio comparativo de la anatomía — normal versus anormal— con el objetivo de resolver las anormalidades genera un mejor entendimiento del funcionamiento en conjunto de cada parte del cuerpo humano. Desafortunadamente, este principio a veces no pasa de ser más que una filosofía, aun entre los osteópatas.

«El razonamiento del Osteópata se basa en sus conocimientos de anatomía. Él compara el funcionamiento del cuerpo anormal con el funcionamiento del cuerpo normal.» Andrew Taylor Still, M.D., D.O.

Creo que aquellos que verdaderamente ponen en práctica este concepto descubren muchas conexiones importantes en el cuerpo humano que aparentemente no guardan relación entre sí. Este concepto ejerce fascinación en los pacientes cuando el dolor que tenían les desaparece «mágicamente» al tratar una zona corporal aparentemente ajena al problema.

Tengo una paciente que siempre me dice: «Cada vez que vengo con algún problema específico, me mueve el dedo o alguna otra cosa por el estilo y se me va el dolor».

Este es un ejemplo de la aplicación de este principio y de cómo esta paciente ha llegado a comprenderlo.

Es frecuente que mis pacientes interpreten este tratamiento como «intuitivo». En realidad, estos tratamientos requieren un proceso mental elaborado para comprender cómo todo lo evaluado actúa en conjunto para producir el problema. Se me presentan imágenes detalladas de la anatomía cuando evalúo al paciente con mis manos: qué estoy sintiendo, cuántas capas hay, qué jala a qué.

Cuando un alumno le comentó al doctor Davidson que sus tratamientos se basaban en la intuición, el doctor no le pudo dar mejor respuesta: «¡Ya quisiera que fuera intuición, caramba! Así no tendría que pensar tanto».

Una característica de las personas que obtienen resultados positivos es que enfocan al cuerpo con una mente abierta. Algunos piensan que el cuerpo humano les enseña algo nuevo todos los días. No tratan de imponer al cuerpo sus ideas sobre su funcionamiento correcto. Más bien, aprenden a interpretar los mensajes corporales mientras mueven sus estructuras en diferentes direcciones. Su objetivo es ayudar al cuerpo a corregirse a sí mismo.

Estas personas también tienen la disciplina de evaluar ciertas zonas antes y después del tratamiento. El doctor Davidson hacía esto con todos sus pacientes, pero no todos los médicos lo hacen. La evaluación final permite obtener información en el momento sobre la eficacia del tratamiento, así como de los cambios antes y después del tratamiento.

Un método de especial utilidad es el examen nocioceptivo (1 minute nocioceptive exam™) ideado por el fisioterapeuta John Iams como parte de sus cursos de reflejos primarios (Primal Reflex Release Technique™). Se trata de un examen general rápido para evaluar las estructuras corporales del lado derecho y el lado izquierdo a fin de determinar cuál lado tiene más problemas. Una vez resuelto el lado problemático, quizás ahora es el lado «bueno» el que ya no se siente tan bien y sería necesario tratarlo. Con este tipo de evaluación he llegado a comprender cómo el tratamiento de una sola zona o región corporal puede afectar al resto del cuerpo; además, me permite comparar los tejidos normales con los tejidos anormales y disfuncionales. Esta evaluación me proporciona información en el momento que utilizo constantemente para determinar las reacciones del cuerpo.

Pensaba que los cambios toman tiempo

Una percepción común es que los cambios en el cuerpo deben ocurrir lentamente. No sé de dónde viene esta idea, pero no es correcta. El cuerpo puede cambiar instantáneamente una vez que se adapta a su entorno externo e interno. A veces las lesiones pueden tomar tiempo en sanar por completo, pero no siempre es así. Observe lo normal que se siente después de evacuar la vejiga; no necesita de varios días para sentirse bien.

Cuando empecé a trabajar con el doctor Davidson, solíamos evaluar a los pacientes de pie. Me diría: «¿Ves cómo la cadera derecha está más alta que la izquierda?»

– Definitivamente – , le respondía.

Me indicaba dónde poner mis manos sobre las caderas del paciente para comprobar la diferencia por mí mismo. Luego deslizaba una de sus manos hacia una zona en particular.

— ¿Sientes cómo al deslizar mi mano hacia ese punto empiezan a equilibrarse las caderas? Y cuando alejo la mano, se vuelven a desequilibrar— , me explicaba.

Cuando movía la mano hacia el punto en cuestión, yo podía sentir la cadera derecha del paciente desplazarse hacia abajo involuntariamente. Cuando alejaba la mano del punto, la cadera derecha volvía a desplazarse hacia arriba. Continuó acercando y alejando la mano del punto para demostrarme la constancia del movimiento.

Finalmente, movió la mano hasta el punto y de inmediato se sintió un cambio y un relajamiento en los tejidos. Y las caderas se habían nivelado. Esta es una técnica que el doctor Davidson descubrió en la década de 1980 durante el tratamiento de un paciente que padecía de temblores. Siguió desarrollando esta técnica y la llamó liberación neurofascial (Neurofascial Release).

Estos cambios veloces se convirtieron en algo habitual en su consultorio. Otro buen ejemplo: las tensiones en la vista no sólo producen dolores de cabeza; también afectan al resto del cuerpo. Cuando está de pie una persona con visión deficiente, a menudo siento un desplazamiento notorio de las caderas en el instante en que cierra los ojos. Su cuerpo ha estado soportando tensiones inconscientemente para compensar las tensiones en la vista.

Para más información, visite: (http://www.osteopathyny.com/glasses-causing-headaches)

Párese derecho

¿Tiene mala postura? A veces se tiene la idea de que la mala postura es signo de «ociosidad», pero no es así. La postura puede ser el resultado del humor o el estado mental de la persona, así como el resultado de la manera como interactúan las tensiones en el cuerpo.

Imagínese que lleva puesta una corbata con una pesa en el extremo. Debido a que tiene esa tensión tirando de su cuello hacia abajo todo el tiempo, la posición más cómoda va a ser encorvado hacia adelante. Podría empezar a tener dolores en la parte superior de la espalda como consecuencia de la sobrecarga constante. Le dicen que se pare derecho, pero hacerlo requiere mucho esfuerzo. Para pararse derecho, tiene que superar la tensión de la pesa.

Si de pronto alguien le corta la corbata y la pesa deja de jalarlo hacia adelante, pararse derecho ya no requiere esfuerzo. Es lo que le sucede a muchos con la postura; es frecuente que las tensiones de la fascia en la parte de adelante del cuerpo los esté encorvando, como en el ejemplo de la pesa. La liberación de esa tensión de pronto les permite pararse derechos con nueva soltura en el cuerpo.

Pararme derecho me era muy difícil. De residente, ya cercano a los treinta años, estaba haciendo una rotación en el consultorio de un pediatra y decidí medirme. Había crecido una pulgada y sabía que no acababa de atravesar otro período de crecimiento repentino. Concluí que me podía parar más derecho porque los tratamientos me habían liberado de tensiones.

«Qué se me ha pasado por alto?»

Esta es una pregunta que me hago todo el tiempo. La respuesta podría estar en alguna patología subyacente, como una infección o una desgarradura, que le impide al cuerpo realizar cambios significativos. Quizás sea una deficiencia; quizás se me pasó por alto la estructura que requiere tratamiento. Practico este ejercicio mental todo el tiempo, a menudo imaginándome la anatomía humana para tratar de determinar si alguna estructura aparentemente ajena al problema pudiera estar afectando a la zona.

También busco tirones en la fascia y trato de ubicar su origen. Es como jalar una sábana para ver dónde se atraca. Con esta mentalidad, estoy siempre dispuesto a explorar zonas que no había considerado antes o a salirme de mi rutina para descubrir otras maneras de evaluar las estructuras.

Después de lesionarse el hombro, Ashley sólo podía levantar el brazo hasta una altura de 90 grados (de 180 grados posibles). Ya había consultado con otros médicos, pero su hombro seguía igual. Después de su primer tratamiento conmigo, notó una mejoría marcada, pero no total. Se sentía como si el hueso del brazo estuviera trabado en la cavidad del hombro, lo que restringía su movimiento.

Aunque ella mejoraba con cada tratamiento, yo seguía tratando de enfocar el problema desde distintos ángulos. Finalmente, localicé un pequeño grupo de fibras en la superficie interior del hombro que se sentían muy tensas y sensibles. Recién después de relajar esas fibras es que logramos un cambio importante en la amplitud de movimiento de su hombro.

Cuando me duele algo, aprovecho la oportunidad para explorar nuevas ideas. Hace unos cuantos años me lesioné la espalda fuertemente jugando al tenis; al asentar los pies y empezar el swing, escuché un crujido y sentí un espasmo en la parte baja de la espalda. Me vino un dolor tan intenso que me dejó sin movimiento. Me era difícil hasta respirar y caminar me producía mucho dolor. Al día siguiente temía caerme del dolor con cada paso.

Esa lesión tomó mucho tiempo en sanar. Muchos intentaron resolverme el problema y aunque mejoraba, no llegaba a sentirme totalmente bien. Intenté tratar otras zonas en busca de una respuesta. Tenía la sensación de que el problema se originaba en el coxis. Un día mientras estaba echado de espaldas con las rodillas dobladas después de algunos ejercicios suaves de yoga, se me ocurrió revisar un músculo llamado ilíaco que está en la porción interior del hueso de la cadera. Al tocarlo, casi salté del dolor. Usando las dos manos relajé el ilíaco del lado derecho e inmediatamente sentí una liberación de tensión en la ingle, mayor circulación de sangre en las piernas y una sensación de alivio inmensa.

Repetí el movimiento en el otro lado y al pararme noté que la parte baja de mi espalda se sentía mucho mejor. Había estado sintiendo como alicates apretándome la parte baja de la espalda, el sacro y el coxis, pero esa sensación había desaparecido. Además, me pude parar más derecho y sentí un relajamiento en la espalda alta y el cuello. Durante los días siguientes observé más cambios. Sentía desplazamientos – por ejemplo, en la articulación de la cadera– y a medida que se relajaba la zona, todo iba «crujiendo» a su lugar por cuenta propia. De esta experiencia aprendí a siempre revisar el músculo ilíaco en los casos de dolor en la parte baja de la espalda. A menudo, el ilíaco se agrupa con el psoas mayor, que es un potente músculo flexor de la cadera. Generalmente, se da por supuesto que si se libera el el psoas, automáticamente se libera el ilíaco y por eso no se me había ocurrido revisar el ilíaco en primer lugar. Ya no me fío de los supuestos y he aprendido a no dejar de investigar alternativas.

El verano pasado después de una caminata sin incidentes, me empezó a doler la rodilla izquierda y se me hinchó. La mayoría de los tratamientos que yo había aprendido para este problema le prestan atención solamente a la parte posterior de la rodilla y a la articulación entre el fémur y la tibia, pero ese tratamiento no me funcionaba. La inflamación se redujo un poco, pero no lograba un alivio total. Después de algunos meses seguía adolorido y me preocupaba la posibilidad de una desgarradura de meniscos o ligamentos.

Cuando peor me sentía, la rodilla se sentía muy hinchada y adolorida y tan inestable que me parecía que me iba a caer con cualquier mal movimiento. Un día por fin se me ocurrió que no había intentado tratar la rótula. La rótula forma parte de la cápsula articular y generalmente se deja de lado en los tratamientos no obstante que una rótula disfuncional puede afectar a toda la rodilla.

Deslicé la rótula hacia un lado para sentir su superficie interior y la sentí muy adolorida al tacto. Empecé el tratamiento en esa zona y lo más posible alrededor de la rodilla, sin dejar de lado el fémur y la tibia en la zona directamente debajo de la rótula en su posición relajada. Esta zona también estaba muy sensible.

Una vez que liberé las tensiones, sentí la rodilla más estable y se empezó a deshinchar. La mejoría continuó durante los siguientes días y al poco tiempo me sentí como si nada me hubiera pasado. Si no hubiera considerado otros tipos de evaluaciones y tratamientos, quizás hubiera seguido con el dolor y terminado en la sala de operaciones.

Desde entonces parte de mi tratamiento incluye examinar la rótula y en casos donde antes había fallado, ahora he hecho progresos. El hábito de preguntarme qué se me está pasando por alto da como resultado una mentalidad innovadora.

¿Es posible sentir cosas que no están directamente debajo de las manos?

Por supuesto que sí. Es algo que todos hacemos todo el tiempo. Cuando escribimos con un bolígrafo, pintamos con una brocha o sujetamos una vara, podemos sentir lo que ocurre al extremo del objeto. Imagínese una pared lisa y una pared irregular. ¿Puede distinguir la diferencia entre las dos usando una vara? Aun con los ojos cerrados, puede formarse una imagen mental.

El mismo principio se aplica al cuerpo humano. Cualquier hueso que sea accesible se puede mover y utilizar para sentir otras zonas a lo largo de su recorrido. Se pueden utilizar desde el fémur hasta las vértebras y hasta algunos huesos craneales para sentir lo profundo de la cabeza. Puede que las formas sean más complejas que una vara o un bolígrafo, pero sí es posible.

La otra estructura que le permite al médico osteópata sentir lo que ocurre en la totalidad del cuerpo es la fascia. La fascia conecta y rodea a todas las células y estructuras corporales. Es un tejido continuo que recorre todo el cuerpo aunque a veces lleva otros nombres y tiene otras propiedades según su ubicación. La fascia permite sentir lo que ocurre a lo largo del cuerpo a distancia de las manos.

La exploración de la mente

El estrés desempeña un papel importante en la salud y en la enfermedad. Por lo tanto, es esencial para la salud general encontrar maneras de aliviar el estrés e influir en el sistema nervioso. Al tratar a mis pacientes, he descubierto que la liberación de las tensiones corporales influye profundamente en el sistema nervioso autónomo, el sistema que controla las acciones subconscientes. Piénselo: cuando ocurre alguna falla estructural, lo que envía las señales de contracción a los músculos es el sistema nervioso.

Entre otros procesos, el sistema nervioso controla el grado de sensibilidad o de dolor en la zona afectada. Así que cuando se libera la tensión y se restablece la normalidad, disminuye el dolor y el sistema nervioso finalmente se puede calmar. Con frecuencia, los pacientes se sienten tan relajados después de los tratamientos que salen del consultorio con ganas de echarse una siesta o caminando como si estuvieran flotando en las nubes.

Recuerdo un episodio del programa de televisión El encantador de perros de César Millán en el que César ayudó a un perro a superar su problema de autoestima paseándolo como si estuviera en un concurso canino. El simple hecho de caminar con la cabeza en alto cambió la actitud y aumentó la seguridad del perro. En otro episodio César adaptó la correa de manera que el perro no sólo caminó con la cabeza en alto sino también con la cola en alto. Estos resultados me fascinaron y me hicieron plantear la siguiente pregunta: «¿Y funcionaría este enfoque con los humanos?»

No vi ninguna razón por qué no. La gente adopta posturas corporales según su estado de ánimo. Por ejemplo, una vez escuché que Mel Blanc, la voz del Conejo Bugs y de cientos otros personajes de dibujos animados, cambiaba de postura al cambiar de voz. Sin necesidad de escucharlo y con sólo observar su postura, sus hijos sabían qué voz estaba usando.

Al tomar el curso de reflejos primarios (Primal Reflex Release Technique™), aprendí una maniobra para modificar las emociones e influir en el sistema nervioso que emplea las posiciones de la cabeza. Parte de la idea es romper el patrón de estrés en el sistema nervioso, muy similar a la técnica que emplea César Millán para tranquilizar a los perros cambiándoles la postura. Apenas César intuía agresión en el perro, le cambiaba rápidamente la posición de la cabeza para alterar su proceso mental al instante.

Se me fue haciendo evidente que no sólo se puede usar la mente para influir en el cuerpo, sino que se puede usar el cuerpo para influir en la mente. Estoy observando el siguiente patrón constantemente: el paciente entra al consultorio adolorido e irritable; sale renovado y con otra cara, hasta sonriente.

Una vez leí un estudio sobre algunas personas que «posaron como fisioculturistas» antes de sus entrevistas de trabajo; el resultado fue que adquirieron seguridad y respondieron mejor. Es decir, al mejorar la postura, mejoran el humor y el estado de ánimo. Queda mucho por aprender, pero este es un campo muy interesante.

Desde una perspectiva osteopática, la espiritualidad puede intervenir en la salud. No suelo tocar el tema de la espiritualidad con mis pacientes, pero en algunos casos lo hago ya que la espiritualidad podria ayudarlos a enfrentarse a los traumas difíciles, y a procesarlos. Por ejemplo, yo practico el perdón siguiendo las enseñanzas del curso autodidáctico Un curso de milagros del autor Gary Renard a quien conocí en un taller. Poniendo en práctica sus consejos, constantemente perdono y me deshago de rencores y males percibidos. Aferrarse a la ira y a los rencores es una forma de estrés que a menudo termina afectando solamente a la persona que insiste en aferrarse a ellos. Este es el camino que yo he elegido y lo encuentro gratificante; pienso que la espiritualidad es asunto personal y que cada persona debe seguir su propio camino, sea cual fuere.

Sección 3- Los mecanismos de curación y regulación inherentes al cuerpo humano

«El Osteópata que obtiene resultados es aquel que adquiere sus conocimientos de la Naturaleza y obedece sus enseñanzas...» Andrew Taylor Still, M.D., D.O.

Cada segundo su cuerpo está regulándose hacia su estado ideal de normalidad: la homeostasis. Mientras está leyendo, su cuerpo se está adaptando y respondiendo a la presión sanguínea, al azúcar en la sangre, al nivel de oxígeno y a innumerables otros procesos. Si necesita algo, se comunicará con usted sintiendo sed o hambre, teniendo ganas de ir al baño o cambiando su frecuencia respiratoria.

A veces, cuando ocurre una falla o recarga en el sistema, el cuerpo pierde su capacidad para regularse adecuadamente. Por ejemplo, un estrechamiento en las arterias renales que suministran sangre al riñón producirá un aumento en la presión sanguínea aunque en este caso será difícil de controlar y no responderá bien a los medicamentos.

Su sistema musculoesquelético también tiende a aproximarse constantemente hacia su ideal de normalidad y al resolverse sus problemas reinicia sus mecanismos de regulación al instante.

El doctor Davidson me repetía todo el tiempo: «Hay un solo ideal de normalidad, pero el cuerpo tiene innumerables maneras de ponerse anormal.»

Siempre que el sistema esté funcionando bien, no se siente dolor. Su sistema musculoesquelético controla y realiza los ajustes correspondientes ante las siguientes situaciones: los traumas físicos y emocionales; el estrés en el sistema nervioso; la condición de sus órganos, arterias y venas; la exposición a sustancias químicas; las infecciones; y mucho más. Es parte de la respuesta corporal hacia la homeostasis. Es el cuerpo curándose todo el tiempo.

Los médicos osteópatas reconocen estos mecanismos. Sondean lo que el cuerpo está tratando de hacer por sí mismo pero que por algún motivo no lo puede lograr. El médico osteópata debe aprender a interpretar los mensajes corporales sutiles. Al tratar a mis pacientes, tengo que confiar en que el cuerpo sabe lo que necesita para curarse y regularse.

Por esta razón es que los tratamientos bruscos no son necesariamente más eficaces. El cuerpo puede curarse mejor de lo que yo jamás voy a poder. Por ejemplo, si se corta un dedo, es el cuerpo el que lo sana; no pretendo afirmar que yo lo podría hacer mejor. Por eso uso la inteligencia del cuerpo para ayudarlo. Por ejemplo, cuando el cirujano termina de extraer algún tejido enfermo y cierra la herida, es el cuerpo el que inicia el verdadero proceso de recuperación. La labor del cirujano ha sido crear el ambiente propicio para que el cuerpo sane.

Cuando evaluaba a Helen, sentí que el lado derecho de su cabeza empujaba más que el lado izquierdo. Empecé mi tratamiento en esa zona, pero no estaba satisfecho con el progreso. También había observado que su coxis estaba demasiado curvado de atrás para adelante formando una «C». Pensé que este problema estaría vinculado al de la cabeza, pero como se resistía a cambios, sabía que tampoco era la zona problemática.

Finalmente, detecté algunas fibras muy rígidas en las cápsulas articulares de la cadera. Luego de liberar esas fibras, revisé su cuerpo. El coxis se había enderezado considerablemente y su cabeza estaba más simétrica. Yo no hice nada de eso; ayudé al cuerpo a resolver ese problema y una vez resuelto, el cuerpo pudo liberar todas las otras partes corporales que habían estado reaccionando a ese problema. Es el cuerpo el que trabaja, no yo.

Cómo aprovechar los mecanismos del cuerpo

¿Se ha hecho alguna vez masajes abdominales para estimular el movimiento intestinal? Este es un ejemplo de cómo la aplicación de presión mecánica puede estimular o influenciar los mecanismos del cuerpo; estas acciones sencillas hacen uso de las manos para influir en el sistema nervioso, los órganos y los vasos sanguíneos, así como en el sistema musculoesquelético. Sin embargo, muchos consideran que esto es imposible.

En estos casos, las manos estimulan un proceso corporal normal para lograr un efecto deseado. El médico osteópata a menudo utiliza los procesos corporales normales para estimular una respuesta específica.

Por ejemplo, para tratar a un paciente con un proceso infeccioso activo, el tratamiento osteopático podría incluir bombear el bazo para aumentar el volumen de leucocitos (las células sanguíneas que combaten las infecciones) en la sangre, y luego estimular la circulación sanguínea al bazo y aumentar el drenaje linfático con el fin de potenciar la respuesta inmunológica. En términos sencillos, el osteópata usa sus manos para estimular los procesos corporales normales con el fin de reforzar la respuesta inmunológica. En otros casos, el médico usa los reflejos como instrumento terapéutico.

Es posible influir en los reflejos con el propósito de inhibir los músculos terapéuticamente a través de un proceso corporal normal denominado inhibición recíproca. Por ejemplo, cuando se contrae el músculo cuádriceps, su grupo muscular opuesto (los músculos isquiotibiales) se relaja por acto reflejo.

Otro ejemplo: cuando el doctor le da con el martillo de reflejos debajo de la rótula, el efecto es un puntapié involuntario. El estiramiento rápido del tendón causa la contracción por reflejo del cuádriceps, así como la relajación por reflejo de los isquiotibiales. La técnica de los reflejos primarios (Primal Reflex Release Technique™) usa los reflejos de esta manera para inhibir un sistema nervioso hiperactivo.

La fascia — la malla corporal de tejido conectivo— responde y se relaja como respuesta a movimientos de presión muy específicos, desde ligeros hasta profundos. Por lo tanto, una presión muy específica puede producir una respuesta de liberación en el sistema de la fascia corporal. Un componente del sistema de liberación neurofascial (Neurofascial Release) funciona «desenredando» la fascia hasta equilibrar la tensión corporal, lo que produce relajamiento. El otro componente para liberar la fascia consiste en ejercer presión leve sobre «puntos de gatillo» específicos hasta sentir la liberación de la fascia. Como la fascia envuelve a todas las células corporales, la liberación de la fascia puede emplearse para aliviar la tensión en todas las estructuras, ya sean músculos, tendones, arterias, nervios u órganos.

¿El cuello me duele de qué...?

Imagínese que está jugando al tenis y que su codo se pone ligeramente disfuncional; usted no nota ninguna diferencia y el cambio en la amplitud de movimiento es visualmente imperceptible. Su cuerpo se va a reacomodar para intentar resolver este problema por cuenta propia sin que usted se dé cuenta. Por ejemplo, es posible que su tercera vértebra rote un poco tratando de jalar la fascia, la malla corporal, con la intención de liberar el codo y resolver el problema.

Debido a la rotación activa del hueso del cuello, le empieza un dolor de cuello que parece haber surgido «de la nada». Quizás piense que se le torció al dormir, que lo sobreutilizó o que pasó demasiado tiempo delante de la computadora. Tiene la sensación de que su cuello necesita «crujir» de vuelta a su sitio; usted intenta hacerlo y obtiene el satisfactorio crujido que deseaba, pero poco después le regresa la misma sensación y se acostumbra a repetir el procedimiento.

Decide acudir a distintos profesionales para tratarse el cuello. Ellos intentan muchos procedimientos, pero el dolor sigue regresando porque no detectan el problema subyacente. Finalmente, acude donde alguien que determina que el cuello está respondiendo a la disfunción en el codo. El médico osteópata libera la tensión del codo y, de pronto, sin haberle tocado el cuello, desaparece la torsión en el cuello y junto con ella desaparece el dolor.

Este es sólo un ejemplo de mi percepción actual del cuerpo humano y de cómo opera. Me permite comprender por qué el dolor puede empezar aparentemente «de la nada». He llegado a entender que el cuerpo siempre tiende a aproximarse a su ideal de normalidad. Además, he aprendido que el cuerpo hace lo posible por adaptarse a los traumas, así como a su entorno interior y exterior.

Sección 4- El tratamiento racional se basa en los principios expuestos

«Cuando se aceptan los principios, regresamos a la Naturaleza. Ella siempre está bien dispuesta; se cuida, se alimenta y se protege a sí misma». Andrew Taylor Still, M.D., D.O.

Espero que hayan notado que casi no he mencionado ninguna técnica osteopática. Si he cumplido con mi propósito de explicar la medicina osteopática, habrán concluido que los tratamientos no siguen reglas ni tienen límites. Este enfoque le da cierto grado de libertad de interpretación al médico siempre que opere bajo el entendimiento de que la estructura, la función y el cuerpo se desempeñan como una unidad. En sus orígenes, los médicos osteópatas estudiaban la anatomía y la fisiología en detalle y de ahí tenían que descubrir el resto. La osteopatía no se enseñaba como una serie de técnicas porque se consideraba que este enfoque era limitante y contraproducente.

El enfoque de la osteopatía es bueno y malo a la vez. En el lado positivo, le permite al médico innovarse constantemente aplicando sus conocimientos de los principios osteopáticos o expandiendo los hallazgos realizados por otros. Es decir, el médico osteópata siempre puede seguir explorando distintos métodos de interactuar con el cuerpo usando sus observaciones como base. En el lado negativo, este enfoque dificulta la enseñanza de este estilo de medicina. Opino que el entrenamiento práctico es la mejor manera de aprender la osteopatía. Sin embargo, simplemente no hay suficientes expertos para la cantidad de estudiantes interesados.

En la actualidad, las facultades de medicina osteopática enseñan algunas técnicas clásicas y muchos piensan que de eso se trata la manipulación osteopática. La mayoría de los estudiantes nunca aprenden que la manipulación osteopática va más allá de esas técnicas ni llegan a comprender el proceso mental que se requiere para tratar a los pacientes. Si bien históricamente los médicos osteópatas han desarrollado muchas técnicas frecuentemente empleadas incluso por otros profesionales, las técnicas no significan nada si no se sabe dónde

y cuándo emplearlas. En mi opinión, las técnicas son secundarias.
Deberían ser un medio para alcanzar una meta después de haber
aprendido los principios de la técnica, así como las aplicaciones y las
limitaciones de cada una.

Para el paciente este enfoque también puede ser negativo porque le
impide anticipar qué tipo de tratamiento esperar del especialista en
medicina manipulativa osteopática. Algunos médicos emplean técnicas
de thrust, otros emplean toques ligeros, y muchos emplean técnicas
entre estos dos extremos. Por lo tanto, podría ser necesario consultar
con varios médicos antes de encontrar al más compatible y eficaz. La
buena noticia es que el fracaso de uno puede ser el éxito de otro.

¿Obtenemos todos los mismos resultados?

Durante mi entrenamiento médico, a menudo escuchaba a los doctores
decir: «Aun con distintos estilos, todos obtenemos los mismos
resultados.»

Estoy en total desacuerdo con esta observación. Si todos obtenemos
los mismos resultados, entonces no interesa el procedimiento; es como
decir que nuestros tratamientos no funcionan. Consideren la historia de
Gloria.

Gloria es madre de tres hijos y había tenido problemas de frecuencia
urinaria por casi diez años y su vida giraba alrededor de este problema.
En camino a una espiral descendente, no podía dormir la noche entera,
se ponía nerviosa si tenía que manejar distancias grandes, ya ni quería
ir al cine. Su frustración iba en aumento a medida que consultaba con
innumerables especialistas y tomaba medicamentos que no le hacían
efecto.

Sus médicos ya no sabían qué más hacer y uno de ellos llegó a sugerir
la posibilidad de un problema psicológico. Esto fue como echarle leña
al fuego, ya que Gloria sabía que su problema no era psicológico;
estaba frustrada de que alguien sugiriera que ir al baño más de veinte
veces al día era un problema que estaba en su cabeza.

Desalentada, alguien le sugirió que fuera a un especialista en medicina manipulativa osteopática. No teniendo nada que perder, llamó a uno. El médico empleó un estilo de tratamiento tradicional y, para qué, el médico fue bastante bueno. Si bien Gloria notó resultados inmediatamente después de su primer tratamiento, sus síntomas empezaron a regresar gradualmente. Los métodos de este médico habían llegado a su limite y fueron perdiendo su eficacia.

Yo acababa de comenzar mis estudios en la facultad de medicina y le dije: «Mamá, tienes que ver a este doctor cuando vengas a visitarme».

Así que la siguiente vez que vino a visitarme, fue a ver al doctor Davidson. Su evaluación fue más allá del sistema musculoesquelético y fue mucho más completa. Yo confiaba en que él pudiera ayudarla.

Luego de un examen minucioso, el doctor Davidson le trató los órganos, incluidos la vejiga, los riñones y los uréteres. Notó que la vejiga estaba «torcida» y que había tensión anormal en uno de los uréteres. Una vez que resolvió estos problemas, sus síntomas mejoraron y la mejoría continuó durante las siguientes semanas hasta que desaparecieron por completo.

Como un año después Gloria se encontró con el doctor Davidson y él le preguntó por los síntomas de su vejiga. Ella lo miró confundida y le respondió: «¿Cuáles síntomas?»

Si no se hubieran tratado las estructuras correctas, no veo ninguna razón por la que sus síntomas se hubieran aliviado. Se deben tratar las estructuras correctas, a veces en un orden específico, para poder obtener resultados. El tratamiento de estructuras que no necesitan tratamiento o la aplicación de técnicas enérgicas no rinden resultados más rápidos o mejores.

Lo que interesa es tratar las estructuras correctas con precisión y exactitud. Por ejemplo, por más que su dedo esté a sólo 2 milímetros del interruptor de luz, no va a poder prender la luz. Igual sucede con el cuerpo humano y es por eso que no todos obtenemos los mismos resultados.

Por qué no hago «crujir» las articulaciones

Generalmente, el entrenamiento osteopático incluye el thrust y otras técnicas de alta velocidad. Por alguna razón, se piensa que hacer crujir una articulación es la cumbre del trabajo corporal. ¿Ha hecho alguna vez la prueba de torcerse para que le cruja la espalda? ¿Le resuelve el problema esta maniobra o elimina su necesidad de repetirla? Si responde que no, ¿por qué está dispuesto a que otra persona maniobre su columna vertebral de esa manera?

Debido a esta similitud, es frecuente que se describa a los médicos osteópatas como «quiroprácticos que pueden recetar». Aunque errónea, parte de esta percepción se debe a que, tanto los especialistas en manipulación osteopática como los quiroprácticos, usan técnicas de thrust cuyo objetivo es que crujan las articulaciones.

Antes de continuar, quiero enfatizar que este es mi propio punto de vista y no representa el punto de vista de cualquier otro médico osteópata u organización osteopática. Sin embargo, quiero explicar por qué no considero eficaces las técnicas de thrust para resolver el dolor y la rigidez.

Al igual que la mayoría de ustedes que han sufrido de dolor, tirantez y rigidez, yo también he experimentado ese deseo de hacer crujir «la» articulación para sentirme mejor. A veces, lograba ese propósito, pero con frecuencia el resultado no era tan gratificante como me había imaginado.

La mayor parte del tiempo el resultado es temporal y después de un breve período regresa esa necesidad de que cruja la articulación. Así y todo, seguimos regresando una y otra vez donde esos profesionales que van a seguir repitiendo el mismo tratamiento una y otra vez y lo único que vamos a conseguir es un alivio temporal. Muchos pacientes nunca se detienen a pensar por qué no mejoran.

Me considero afortunado porque he recibido tratamientos que me han liberado profundamente del dolor y la rigidez. La sensación resultante es diferente, pero mucho más gratificante que el alivio temporal que ofrecen los crujidos. Además, como estas soluciones son a largo plazo, ya no siento esa necesidad de hacer crujir las articulaciones.

Debo añadir que los tratamientos más eficaces para resolver permanentemente mis dolores y tensiones no incluyeron técnicas agresivas ni de thrust. Muchos de mis pacientes también han tenido experiencias similares y ya no sienten esa necesidad de hacer crujir las articulaciones.

El médico que ha obtenido alivio permanente comprende esto y se dedica a encontrar la causa del problema y a solucionarlo. Las causas subyacentes del problema podrían estar en cualquier parte del cuerpo, de pies a cabeza. Podrían estar también en alguna estructura donde no se puede aplicar la técnica del thrust.

Si la causa del problema no llama la atención del paciente, se requiere mucha habilidad para ubicarla; de otra manera, se está «forzando» al hueso a regresar a su lugar sin haber tratado la causa subyacente. En ese caso, no se ha solucionado el problema y el problema regresará.

He descubierto que este es el caso con los dolores y tensiones agudos o crónicos. He escuchado a médicos osteópatas y quiroprácticos argumentar que el problema crónico requiere la aplicación periódica del thrust para solucionar la disfunción. No estoy de acuerdo, ya que al tratar la causa subyacente utilizando técnicas suaves sin thrust, he conseguido que mis pacientes obtengan alivio del dolor a largo plazo y los cambios estructurales han sido más permanentes.

«Me preguntan: '¿Cómo debo jalar el hueso para colocarlo en su lugar?' Respondo: 'Arrástrelo hasta el lugar correcto y no lo toque más'. Alguien aconseja jalar todos los huesos que necesitan arreglo hasta que crujan. Ese crujido no es el criterio que se debe seguir. No todos los huesos crujen cuando regresan a su lugar correcto y el crujido no garantiza que hayan regresado a su lugar correcto». Andrew Taylor Still, Osteopathy Research & Practice 1910

¿Fueron los músculos?

Mi paciente se levanta de la camilla de tratamiento sintiendo una inmensa sensación de alivio en el cuello.

Me pregunta: «Y cuál fue el problema? ¿Fue un problema en los músculos, los nervios, las articulaciones o los huesos?»

— Sí — , le respondo.

A veces pensamos que el dolor proviene de una sola estructura problemática. Quizás pensamos que un espasmo muscular causó el dolor. Como mencionamos anteriormente, los músculos reaccionan a los problemas. Cuando el músculo se espasma, generalmente se debe a la presencia de algún problema en la articulación correspondiente, a tensión en la fascia, a problemas en algún órgano y a nervios hiperirritables. Lo normal es que ocurran muchas reacciones simultáneamente; rara vez ocurren incidentes aislados. Encontrar la solución: eso es lo impresionante.

¿Qué puede tratar la medicina osteopática?

Espero que ya hayan concluido que la medicina osteopática puede tratar mucho más que sólo achaques y dolores; se puede utilizar para tratar una multitud de problemas. Sin embargo, los tratamientos se deben realizar correctamente porque el tratamiento en una zona que no la necesita no tiene sentido ni producirá resultados; asimismo, tampoco producirá resultados dejar sin tratamiento la zona que tiene problemas. Me queda por conocer a la persona que sea el ideal de la perfección.

Mi meta es proporcionarle al cuerpo la mejor oportunidad para enfrentarse a cualquier problema mediante la optimización de la salud. En realidad, nunca sé si voy a poder ayudar al paciente ni cómo responderá. Me limito a mantener una mente abierta y a buscar pistas en el cuerpo del paciente. Lo que sí puedo hacer es crear el ambiente propicio para la salud dada la condición del problema.

A menudo he observado que muchos médicos, incluidos los médicos osteópatas, tienen ideas preconcebidas de lo que puede o no puede lograr el tratamiento osteopático. Por ejemplo, mis compañeros de clase se reían ante la idea de que el tratamiento osteopático pudiera emplearse para tratar algo como el asma. Pero mi esposa, que también es osteópata, fue testigo de un tratamiento para el asma durante su residencia en el Bronx.

Una de las doctoras en el hospital tuvo un ataque repentino de asma tan violento que hubo que intubarla e internarla en la unidad de cuidados intensivos (UCI). Finalmente los doctores lograron estabilizarla y le sacaron el tubo respiratorio, pero al hacerlo le volvió a faltar el aire. La paciente se estaba esforzando mucho por respirar y estaba a punto de que la reintubaran cuando, por algún motivo que desconozco, el médico principal decidió consultar con el equipo de manipulación osteopática del hospital.

El médico y los residentes en manipulación osteopática acudieron rápidamente a la UCI y empezaron a tratar a la paciente, que estaba encorvada y luchando por respirar. A los pocos minutos empezó a respirar normalmente, ya más cómoda. Mejoró su oxigenación y no necesitó reintubación.

El médico principal de la UCI reunió a todos los residentes en medicina y en osteopatía, muchos todavía escépticos, y les dijo: «¿Ven lo que logró la manipulación osteopática? Yo estaba por reintubar a esta paciente».

Después nos enteramos de que la paciente había estado en un accidente automovilístico, lo que había ocasionado que parte de su caja torácica perdiera su flexibilidad. Como la caja torácica no podía funcionar eficientemente, el cuerpo de la paciente perdió la capacidad para manejar sus problemas respiratorios adecuadamente.

La clave está en determinar cómo culminan en síntomas todos los acontecimientos en el cuerpo. No siempre sé si voy a poder ayudar al cuerpo hasta no hacer el intento. En una ocasión atendí a una niña que tenía círculos oscuros y congestión debajo de los ojos. No sabía si la iba a poder ayudar, pero observé que el coxis estaba comprimido entre las caderas, la posición de la cabeza sobre el cuello no era la adecuada, y los huesos de la cara también estaban comprimidos. Estas fallas ejercían presión excesiva sobre los senos paranasales porque la sangre y el sistema linfático no podían drenar debidamente.

Una vez resuelto el problema, la niñita se sentó y su mamá exclamó incrédula: «Su cara se ve más ancha y relajada. ¿Cómo ha hecho?»

En teoría todos nos podemos beneficiar, pero la realidad es que el tratamiento osteopático no funciona en todas las situaciones. Por ejemplo, no funciona si el proceso de la enfermedad está ya muy avanzado o si existe alguna patología subyacente aún no resuelta, como una desgarradura o una tensión ocular.

Natalie estaba de visita en Nueva York y entró a mi consultorio usando a su esposo de muleta para poder caminar. Hablaba más que nada en francés, pero llegué a entenderle que había sufrido una desgarradura en el ligamento cruzado anterior (LCA) y posiblemente otra en el ligamento cruzado posterior (LCP) de la rodilla izquierda y que tenía programada una operación para dentro unos cuantos meses. Ella tenía la esperanza de que yo pudiera ayudarla para no tener que usar silla de ruedas durante el resto de su viaje.

Al evaluarla, sentí que la rodilla estaba muy inestable, pero como los ligamentos estaban desgarrados pude separar la articulación sin dificultad. Era obvio que había sufrido grandes daños, pero la laxitud en la rodilla me permitió acomodarla fácilmente. Una vez que determiné que la rodilla estaba en la mejor posición posible, proseguí a tratar otras tensiones significativas. Luego le pregunté si se sentía mejor. Se puso de pie y salió caminando del consultorio sin ayuda.

Un par de semanas después me envió un correo electrónico contándome que había podido caminar normalmente el resto de su viaje y que había regresado a casa sin novedad. Aun su esposo, que se había mostrado escéptico, se había quedado sorprendido con el resultado. En algunos casos, lo mejor que se puede hacer es darle al cuerpo la mejor oportunidad para funcionar aun con problemas. Debo dejar en claro que no le «curé» la rodilla a esta paciente y necesitó intervención quirúrgica para reparar los ligamentos desgarrados, pero la diferencia fue que en lugar de movilizarse durante el resto de su viaje en silla de ruedas, lo pudo hacer caminando.

¿Cuántas visitas voy a necesitar?

Los pacientes siempre quieren saber cuántas visitas van a necesitar para resolver su problema y la verdad es que no tengo idea. A veces una sola visita resuelve el problema; otras veces se requieren tratamientos continuos; y, a menudo, algo intermedio. He tenido casos en que me parecía que el problema era tan complejo que iba a requerir varias visitas, pero no. También me ha sucedido lo contrario, me parecía que resolver el problema sería fácil y rápido, pero no. Mi objetivo es que el paciente sienta mejoría con cada tratamiento; si no logro ese objetivo, quizás yo no sea la persona ideal para tratar su caso. En esa situación, necesito determinar por qué el paciente no responde a los tratamientos.

A veces se les dice a los pacientes que su problema va a requerir un número específico de visitas, veinte visitas por ejemplo, para lograr una mejoría permanente. Por supuesto que de ahí se les solicita pagos por adelantado. Me mostraría escéptico ante una situación así. A menos que le pudieran dar una explicación muy detallada de por qué veinte visitas y no diez, doce o veintitrés, me mostraría muy desconfiado. La verdad es que no se puede predecir cuántas visitas se van a necesitar para resolver un problema.

«¿Me puede explicar cómo tratar...?»

En mis últimos años de estudiante de medicina, recuerdo que me preguntaba cómo tratar los distintos procesos de las enfermedades. Unas cuantas veces visité al doctor Davidson para preguntarle cómo tratar determinados problemas.

Le preguntaba, por ejemplo: «Mi amigo tiene tal y cuál problema. ¿Cuál es el tratamiento?»

Siempre esperaba una explicación larga y detallada sobre las estructuras que necesitaban ser tratadas y resueltas. Pensaba que quizás existieran tratamientos uniformes para determinados procesos de enfermedades; siempre esperaba que alguna de sus explicaciones me fueran a iluminar el cerebro para de pronto tener todas las respuestas a mis preguntas.

Finalmente, aprendí que la respuesta es siempre la misma: «Evalúa al paciente y trata lo que encuentres. Todos somos diferentes y cada problema es diferente. El proceso de la enfermedad no te indica lo que está ocurriendo estructuralmente para producir los síntomas del paciente».

De estudiante esa no era mi respuesta favorita. Siempre esperaba una respuesta más concreta.

Pero muchos años después, ya en mi propio consultorio, un estudiante de medicina me preguntó: «Mi amigo tiene tal y cuál problema. ¿Cuál es el tratamiento?»

Lo pensé y mi respuesta fue: «Evalúa al paciente y trata lo que encuentres».

Me di cuenta de que se había cerrado el círculo. En ese momento me pareció la única respuesta lógica. Años antes yo había estado en el mismo lugar de ese estudiante, tratando de buscar una respuesta sin saber por dónde empezar. Espero que, con el tiempo, una vez que ese estudiante empiece a tratar pacientes, llegue a la misma conclusión que yo.

El nacimiento de mi hijita

Hace poco mi esposa y yo tuvimos a nuestra primera hija, Viviana. Queríamos que Viviana tuviera un parto natural y elegimos un centro de partos que nos permitiera participar activamente durante el trabajo de parto y el nacimiento. Incluso habíamos tomado un curso de hipnosis para el parto llamado Hypnobabies.

Cuando empezaron las contracciones, mi esposa y yo nos dirigimos tranquilamente a la clínica. Habiendo estudiado los procesos del trabajo de parto y el nacimiento, entendíamos que estos procesos involucran la actividad del sistema nervioso parasimpático, que es la parte del sistema nervioso que se encarga del relajamiento, la digestión y el proceso de curación.

Al extremo opuesto del espectro está el sistema nervioso simpático, la parte «pelear o huir», que desvía la sangre a músculos específicos, a menudo de los órganos digestivos.

Tenía sentido para nosotros que el nacimiento fuera una actividad del sistema parasimpático, ya que el ambiente ideal para el nacimiento de un bebé es aquel que transmite una seguridad absoluta. La idea de una multitud gritándole a la mujer «puja, puja, puja» como se ve en las películas y en la televisión es totalmente contraproducente; aumenta el estrés en la madre y altera el progreso del trabajo de parto.

Otra actividad del sistema parasimpático es la evacuación intestinal. ¿Se imaginan a una multitud gritándole que puje cuando está sentado en el inodoro? Lo más probable es que no logre su propósito.

Muchos no comprenden que es el útero el que empuja al bebé. En una oportunidad observé cómo subía y bajaba durante las contracciones el estómago de una mujer que estaba inconsciente; los médicos me explicaron que iba a tener al bebé sin pujar. Por lo tanto, tiene sentido que la madre esté lo más relajada posible de manera que la sangre no se desvíe del útero en contracción.

Estructuralmente, también es importante la movilidad del sacro. El sacro, o coxis, se mueve como un subibaja durante el trabajo de parto: en posición de espaldas, cuando baja un extremo del sacro, sube el otro extremo. Este movimiento es importante porque cuando la cabeza del bebé encaja en la pelvis, la base del sacro se desplaza hacia atrás para darle espacio. Este movimiento causa que el extremo opuesto, la punta, se desplace hacia adelante, lo que reduce el espacio al final del canal de parto.

Una vez que la cabeza del bebé ha encajado en la pelvis, la punta del sacro debe desplazarse hacia atrás para ensanchar el espacio al final del canal de parto, y así permitir la salida del bebé y el final del proceso. El asunto es que el movimiento es una parte crucial del trabajo de parto y el nacimiento. Tanto la madre como su cuerpo ayudan al bebé a nacer.

Pero la posición tradicional para dar a luz, o posición de litotomía, coloca todo el peso y la presión de la madre sobre el coxis y esto empuja al sacro hacia adelante. Cuando le empujo el sacro a mis pacientes de esta manera, observo que se «trancan» las articulaciones del sacroilíaco, así como el sacro. Esta acción también causa que los huesos de la cadera se pongan más rígidos y menos flexibles. Para evitar estos efectos, queríamos libertad de movimiento durante el trabajo de parto y el nacimiento.

Una vez instalados en la clínica, ayudé a mi esposa durante cada contracción ejerciendo presión en determinadas zonas. Ella tenía mucho dolor de espalda. Según su posición, cuando podía alcanzarle la espalda, se la trataba para reducirle el dolor en lo posible. Me dijo que los tratamientos le redujeron el dolor en un cincuenta por ciento. La primera parte del parto transcurrió sin contratiempos; podía relajarse durante las contracciones respirando profundamente y con mis manos yo podía sentir cómo la bebé se movía hacia abajo. Y ya se había completado la dilatación.

Desafortunadamente, mi esposa estaba con náuseas lo que no le permitía comer y además se estaba deshidratando. Debí haber pensado en llevar algunas semillas de chía que la hubieran alimentado y ayudado a mantenerse hidratada durante el trabajo de parto. Debido al agotamiento, el útero dejó de contraerse. Desafortunadamente, este fue el momento en que la presionaron a pujar, así que estuvo empujando hasta el cansancio sin la cooperación del útero.

Viviana ya estaba casi por nacer, pero mi esposa ya no podía pujar con fuerza, así que la transfirieron del centro de partos a la clínica y ahí nació nuestra linda hijita Viviana al poco tiempo, con algo de ayuda.

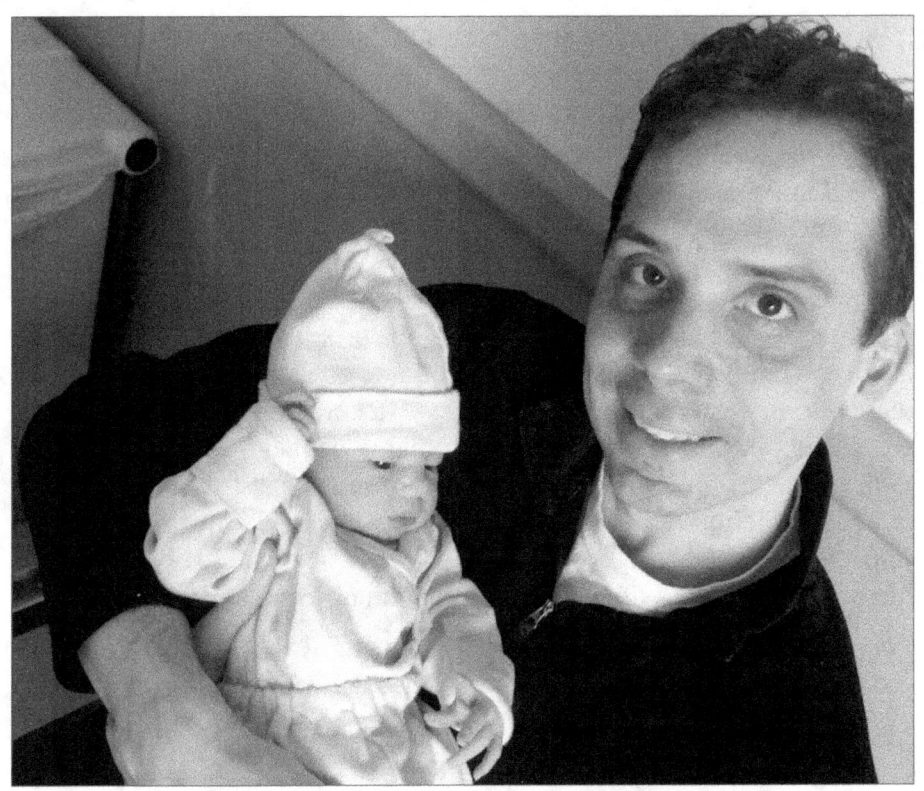

Aunque durante mi entrenamiento médico había participado en partos, esta fue la primera vez que participé proporcionando tratamiento osteopático. Aun cuando todo no salió como planeado, esta experiencia me ha hecho apreciar aún más el valor de la osteopatía y mi esposa tuvo un parto natural sin analgésicos. Viviana también recibió su tratamiento al nacer y hasta ahora es una bebé muy saludable.

¿Se puede tratar a los bebés?

Los traumas al nacer, así como otros problemas, pueden causar tensiones en el cuerpo de los bebés. Al crecer, añadimos más tensiones con las caídas y los golpes. Es frecuente suponer que la gente joven no tiene problemas porque son más resistentes y flexibles, pero esto no es cierto; lo que sí es cierto es que de joven, el cuerpo es más capaz de resolver sus tensiones. Sin embargo, no recomiendo esperar a que algo falle de adulto para recién empezar a solucionar los problemas.

El mejor momento para los tratamientos osteopáticos es de joven. Por lo general, cuanto más pronto, mejor. Los bebés y los niños responden mejor porque no han acumulado toda una vida de problemas y porque poseen más recursos vitales para resolver sus tensiones.

Además, pienso que liberar al cuerpo de sus tensiones antes de terminar de crecer puede prevenir muchos problemas. De otra manera, el cuerpo del bebé tendría que desarrollarse con tensiones sin resolver que podrían afectarlo durante el proceso del crecimiento y el endurecimiento de los huesos. Un problema pequeño al principio de la vida se puede convertir en un problema grande en el futuro. Por lo tanto, los tratamientos continuos durante el desarrollo pueden tener un impacto positivo en la salud más adelante. Pienso que los bebés que reciben tratamientos tienen menos problemas de salud porque tienden a ser menos irritables y están más cómodos en su cuerpo.

¿Es peligroso el tratamiento osteopático?

En una oportunidad me ofrecí de voluntario en una competencia de carreras para proporcionar tratamientos de manipulación osteopática a los atletas. El médico encargado era un médico tradicional (M.D.) y me advirtió que podía trabajar como médico pero sin proporcionar tratamientos osteopáticos ya que «las carpas no están equipadas para manipulaciones mayores». Además, añadió que los tratamientos osteopáticos están contraindicados para los atletas debido a que la mayoría padece de «problemas musculoesqueléticos y agotamiento». Este médico era una buena persona, pero era obvio que tenía ideas preconcebidas sin información clara de lo que implica el tratamiento osteopático.

Sabiendo que ese médico era el encargado y el responsable en caso de problemas, comprendí su desconfianza. Pero una buena respuesta hubiera sido que él no se sentía cómodo con los tratamientos porque no había tenido entrenamiento en tratamientos de manipulación osteopática. Por alguna razón, pienso que ese mismo médico no le explicaría a un cirujano en qué situaciones son indicados y contraindicados sus procedimientos. Desafortunadamente, es muy común esta incomprensión entre los médicos y el público en general.

Es frecuente que los médicos tradicionales se muestren reacios a enviar pacientes a los osteópatas porque no comprenden bien sus tratamientos y porque temen que las técnicas de thrust que emplean les vayan a causar más mal que bien a los pacientes. Comprendo que los médicos tradicionales suponen que el médico osteópata les va a hacer crujir las articulaciones y realizar maniobras enérgicas a todas las personas que pasan por sus puertas, incluidos los paciente osteoporóticos o frágiles. Muchos médicos pasarán por alto que he cumplido con todos los requisitos para ser médico: facultad de medicina, internado, residencia; además, he acumulado años de experiencia y conozco las indicaciones y las contraindicaciones de todas las técnicas que empleo.

Los médicos tradicionales piensan que una alternativa más prudente es recetar medicamentos, o enviar al paciente a un ortopedista o a un especialista en el manejo del dolor. Así y todo, las lesiones que puedan producir las técnicas de thrust son raras y de hecho son más seguras que los medicamentos prescritos.

De vez en cuando sale publicada alguna noticia sobre algún fisioterapeuta que le causó daño a alguien por emplear alguna técnica de thrust, lo que lleva a algunos médicos a reafirmar su posición sobre el peligro que representan los tratamientos con las manos. Pero los problemas de esta naturaleza son muy raros. No deja de sorprenderme que casos como este salgan en los titulares y sin embargo se le presta muy poca atención a las miles de personas que mueren anualmente a causa de los medicamentos prescritos. USA Today y muchas otras fuentes de información han publicado artículos sobre este tema, pero pasan desapercibidos en su mayor parte.

Según los Centros para el Control y la Prevención de Enfermedades, «los medicamentos prescritos causan la mayoría de las 26,000 muertes anuales por sobredosis». Es más, las muertes por sobredosis de analgésicos opioides se han triplicado en los últimos diez años. Las sobredosis de analgésicos prescritos han sobrepasado a las sobredosis de heroína y cocaína. Las sobredosis de medicamentos prescritos se han convertido en «una epidemia mayormente ignorada». En su libro *Medicamentos que matan y crimen organizado: cómo las grandes farmacéuticas han corrompido el sistema de salud*, el autor Peter Gotzsche señala que los medicamentos prescritos son la tercera causa de mortalidad, detrás de la enfermedad cardíaca y el cáncer.

¿Existen riesgos si uno se atiende con cualquier fisioterapeuta? Por supuesto que sí. En una ocasión uno me hizo crujir el cuello de tal manera que me quedé echado en la camilla preguntándome si seguiría conectada mi cabeza al cuello y el nervio vago se me irritó tanto que me sentí nauseoso por varios días. Pero teniendo en cuenta el panorama completo, no he hallado pruebas para pensar que las personas se estén muriendo en proporciones alarmantes por causa de las terapias manuales.

Siempre investigue antes de acudir a cualquier médico. Todo lo que nosotros hacemos implica riesgo, pero tenga en mente que los medicamentos prescritos no son necesariamente una alternativa más segura, sobre todo cuando se busca el alivio del dolor. Los datos lo confirman.

Conclusión

«La Salud es la Naturaleza». Andrew Taylor Still, M.D., D.O.

Espero que ya hayan concluido que la medicina osteopática puede tratar mucho más que los huesos y es más compleja de lo que se habían imaginado. El médico osteópata practica anatomía aplicada dinámica viviente. Muchos piensan que básicamente somos quiroprácticos y, si bien hay similitudes, las diferencias son importantes. En su libro The Lengthening Shadow Of Dr. Andrew Taylor Still, el autor Arthur Grant Hildreth, D.O., que fue alumno del doctor Still, describe a un paciente que cuando salió del hospital fundó la medicina quiropráctica.

Según entiendo, y podría estar equivocado, la filosofía quiropráctica tradicional sugiere que las enfermedades ocurren cuando se comprimen los nervios que salen de la columna vertebral; además, las vértebras subluxadas comprimen a los nervios. En resumen, la solución de los quiroprácticos para recuperar la salud es arreglar las vértebras subluxadas a fin de aliviar la presión sobre los nervios. Es a lo que se dedican: tratan de resolver las subluxaciones de la columna vertebral empleando técnicas de thrust.

Los principios y la filosofía de la medicina osteopática consideran cualquier obstrucción en cualquier parte del cuerpo como posible causa de enfermedad. Es importante el funcionamiento adecuado de todas las estructuras como una unidad armoniosa. La osteopatía siempre ha sugerido la inclusión de todas las estructuras y el funcionamiento correcto de todas. Es decir, históricamente, en su búsqueda de la salud, el campo de los médicos osteópatas se extiende más allá de la columna vertebral. El objetivo del médico osteópata es descubrir la causa subyacente de un problema, esté donde esté, y ayudar al cuerpo a resolver ese problema prestando atención a sus reacciones.

¿Son realmente obsoletos los principios osteopáticos?

Los progresos en la ciencia desde los años 1800 han sido considerables y nuestros conocimientos sobre el cuerpo humano son ahora mucho más completos. El doctor Still estuvo equivocado en muchas cosas y en muchas otras estuvo correcto, pero el funcionamiento de la anatomía y la fisiología sigue siendo el mismo aun con los avances de la medicina actual.

Los principios osteopáticos son fluidos y se adaptan a los nuevos conocimientos sobre el cuerpo humano. Una vez alguien dijo que las siglas de los médicos osteópatas, D.O. en inglés, significan «Dig On» (sigue aprendiendo). No puedo concebir cómo el concepto de que la estructura dicta la función haya cambiado; lo que sí ha cambiado es nuestro medio ambiente y la cantidad de sustancias químicas y radiación a las que estamos expuestos

Algunos médicos osteópatas han malinterpretado la medicina osteopática. No pienso que cualquier médico osteopático especializado en tratamientos osteopáticos jamás haya sugerido que «la causa de todas las enfermedades son los problemas estructurales». La estructura nos proporciona el método para interactuar con el cuerpo y crear las condiciones favorables para la salud.

Si el proceso no está muy avanzado, el restablecimiento del cuerpo a su anatomía normal le puede proporcionar los recursos para curarse. Cuando de la salud se trata, deberíamos apuntar hacia un rendimiento óptimo y a no conformarnos con simplemente sobrevivir o con una salud mediocre. Es lo que procura la osteopatía. Piensen en la importancia de esta meta en el caso de los atletas profesionales o de cualquier otra persona que depende del funcionamiento óptimo de su cuerpo para ganarse la vida.

En una discusión con un osteópata europeo, me manifestó que deberíamos alejarnos de nuestros principios porque son «comunes» y «cualquiera puede pensar así». Aunque quizás «comunes», los principios osteopáticos son observaciones del funcionamiento del mundo que nos rodea y de las aplicaciones de esos conceptos al cuerpo humano.

Acepto que otros médicos y profesionales piensen distinto que yo, pero no es la tendencia del pensamiento actual. Era la meta del doctor Still que algún día la medicina asimilara el razonamiento osteopático. Por el bien de los pacientes, yo también espero que algún día sea este el modo de pensar que prevalezca en la medicina.

Sobre el autor

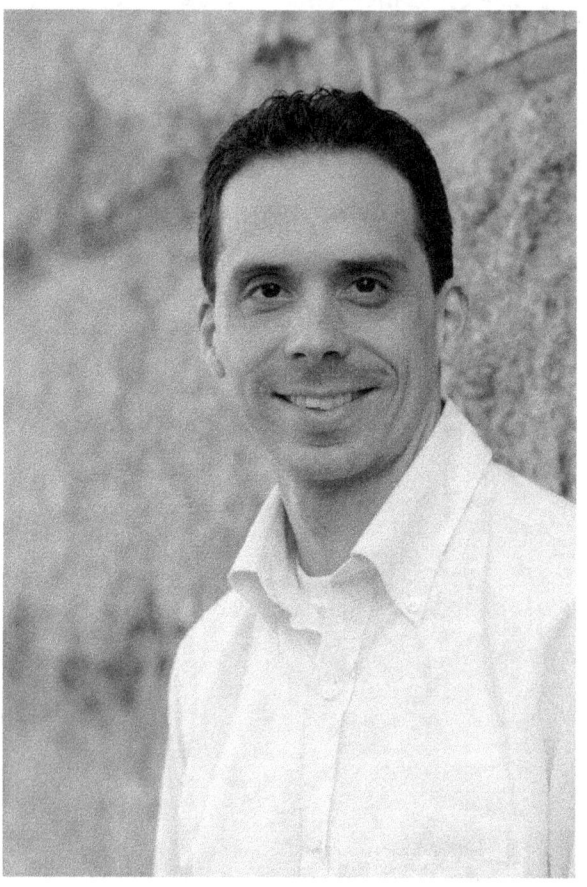

Daniel López, D.O., ha sido el propietario de Osteopathy New York, P.C. (www.osteopathyny.com) desde el año 2011. Desde entonces han acudido pacientes de todo el mundo en busca de sus tratamientos. El doctor López es médico osteópata certificado en Medicina Neuromusculoesquelética / Medicina Manipulativa Osteopática (NMM/OMM). Su consultorio está ubicado en Union Square, Manhattan.

El doctor López continúa ampliando sus conocimientos y comprensión de la medicina osteopática con el fin de proporcionarle a sus pacientes la mejor atención posible. También disfruta enseñando con el fin de invertir en el futuro de su profesión.

El doctor López se graduó de Midwestern University Arizona College of Osteopathic Medicine en Glendale, Arizona en el 2007. Durante su estadía en Arizona estudió la liberación neurofascial (Neurofascial Release), una técnica desarrollada por su mentor, el doctor Stephen Myles Davidson, D.O.

Para sus estudios de posgrado, el doctor López completó un año de internado en Mercy Hospital en Portland, Maine, y dos años de residencia en Plaza Medical Center en Fort Worth, un centro médico que está asociado al Texas College of Osteopathic Medicine.

Para seguir nuestro blog, suscríbase a: www.osteopathyny.com